D1917364

*Die magische Heilkraft der Hände*

Rolf Stühmer

# *Die magische Heilkraft der Hände*

*Der Mut zum Handeln - Selbstbehandlungsmethoden im neuen Licht*

*Verlag für Wissenschaft und Medizin AG Zürich*

# *DONA NOBIS PACEM*

ISB N 3–908715–01–6

Druck: Clausen & Bosse, Leck
Umschlaggestaltung und Layout: Ninja von Oertzen, New York

## *Inhaltsverzeichnis*

# *Die magische Heilkraft der Hände*

# *Vorwort*

# *Vorwort*

*... und laß bis in den Tod*
*uns allzeit deiner Pflege*
*und treu empfohlen sein ...*
*Paul Gerhardt*

Liebe Leser,

warum habe ich dieses Buch geschrieben?
Es gibt doch schon genügend Literatur über alle möglichen Verfahren der Naturheilkunde.

Ich glaube, daß ein Buch, das aus einem über Jahrzehnte erfüllten Praxisalltag entstanden ist, immer eine Berechtigung hat.

Ich habe im Laufe von nunmehr 30 Jahren unterschiedlichste Menschen mit den verschiedensten körperlichen und geistigen Problemen mit Mitteln der Naturheilkunde behandeln dürfen. Dabei hat sich ein Wissen aus Erfahrung angesammelt, das ich weitergeben möchte, um damit möglichst vielen Menschen eine Brücke zu mehr Glück und Zufriedenheit, zu mehr Lebensqualität zu bauen. Ich glaube, daß jeder, der so wie ich tätig sein kann, eine Verpflichtung zur Übermittlung und Weitergabe seines Wissens hat.

Vielen Menschen konnte ich begreiflich machen, daß wir alle über ein ungeheueres Potential an Möglichkeiten verfügen, um uns selbst zu helfen. Ich möchte Sie, liebe Leser, mit diesem Buch zum *Mit-Wisser* machen.

> *Unwissenheit ist freiwilliges Unglück.*
>
> *Ling*

Es gibt uns doch eine besondere Art von Selbstwertgefühl und Sicherheit zu wissen, daß wir in vielen Fällen von Unwohlsein und Krankheit autark sind, uns und dem anderen aus eigener Kraft und ohne Hilfe eines Dritten *zur Hand* gehen können.

Der Körper des Menschen hat das natürliche Bestreben, gesund zu sein. Alle Teile streben nach einem Gleichgewicht. Dabei muß die Energie frei und ungehemmt zirkulieren können. Wenn diese Voraussetzungen nicht mehr vorhanden sind, wird er krank. Jede Therapie sollte sich daher das Verlangen nach einem harmonischen Gleichgewicht zunutze machen und nicht vergessen, daß der Körper ein Ganzes ist, bei dem alle Teile miteinander verbunden sind. Hippokrates sprach von der vis *medicatrix naturae*.

Vielfach genügt es nur, Impulse zu geben, um die von der Natur mitgegebenen Kräfte zu aktivieren, anstatt gleich mit Kanonen zu schießen. Der Mensch verfügt über ein natürliches Heilungspotential. Der Körper ist mit der Fähigkeit ausgestattet, sich selbst zu heilen. Wenn wir, wie das immer wieder geschieht, diese Möglichkeit ignorieren, dann verzichten wir auf eine bedeutende Chance.

Ich habe in meiner praktischen Arbeit am Patienten auch solche Methoden angewandt und vorgeschlagen, die nach den Gesichtspunkten der etablierten Medizin in die *Rumpelkammer* der therapeutischen Maßnahmen zu gehören schienen.

...Aus Erfahrung aber wußte ich, daß sie helfen, und das auch in sogenannten *austherapierten* Fällen. Sie helfen nicht nur, die Symptomatik des Kranken zu heilen, sondern erfassen immer auch den ganzen Menschen auf seiner körperlichen und geistigen Ebene und damit seine Art zu leben.

Es gibt für mich keine Wunder, obwohl ich immer wieder Gelegenheit hatte, *mich zu wundern*, wenn sich Heilungen einstellten, die nach den Gesichtspunkten der etablierten Medizin nicht hätten sein dürfen und können.

Sehr wohl aber gibt es viele Dinge, die wir noch nicht erklären können und die trotzdem existent sind. Wenn wir sie in Ehrfurcht und Dankbarkeit annehmen, statt sie in Arroganz zu belächeln und abzutun, können wir davon profitieren, ohne Schaden zu nehmen.

Ich habe immer versucht, auf der Basis der heutigen Wissenschaft Erklärungen für solche Verfahren zu finden oder schon bestehende Schemata zu erweitern, um ihre Wirkung zu verbessern. In einer Reihe von Fällen ist mir das auch gelungen, oft in der Zusammenarbeit mit anderen Forschern und unterschiedlichen wissenschaftlichen Institutionen. Diese Erkenntnisse sind in dieses Buch eingeflossen. Es wird Ihnen einen Einblick in beide Ebenen geben, die empirische *und* die wissenschaftliche.

Die Aufgabenstellung an den Therapeuten ist es zu helfen, ohne dem Patienten Schaden zuzufügen. Dabei muß jeder Dogmatismus, jede Voreingenommenheit in Forschung und Therapie dieser ethischen Verpflichtung weichen.

Sie selbst können entscheiden, wie und wovon Sie Gebrauch machen wollen. Entscheiden Sie sich bitte nicht gleich **nur** mit dem Verstand allein. Machen Sie einfach einmal einen ganz unvoreingenommenen Versuch.

Denken Sie immer daran, daß es um *Sie selbst* geht, um das Kostbarste, das Sie haben. Es geht um Ihre Gesundheit, um Ihr Leben.

Es ist wichtig, daß wir wieder motiviert werden, selbst Verantwortung für unsere Gesundheit zu übernehmen. Es ist für jeden Therapeuten eine Freude, mit einem motivierten Patienten zu arbeiten und für den Erkrankten ein beglükkendes Gefühl zu merken, nicht hilflos ausgeliefert zu sein.

Ich will, wie ich das in vielen meiner Bücher gemacht habe, kein Lehrbuch schreiben, sondern mich ganz zwanglos mit Ihnen unterhalten. Ich möchte Ihnen etwas vermitteln, was man nicht nur mit dem Intellekt verstehen kann, ...man sollte manchmal auch mit dem Herzen lesen.

Da ich meine Tätigkeit immer als eine mir zugewiesene Aufgabe angesehen habe, bitte ich bei der Arbeit an diesem Buch um die Kraft und Fähigkeit, Ihnen all das vermitteln zu können, was zu Ihrem Wohl nötig ist und wertvoll sein soll. Ich hoffe, daß mir diese Gnade zuteil wird.

Ihr Rolf Stühmer

# *Geleitwort*

## *Geleitwort*

Bereits im Jahre 1982 habe ich das erste Buch geschrieben, das sich mit dem animalischen Magnetismus unter Beachtung physikalischer und medizinischer Erkenntnisse befaßte. Der Titel war:

> *Eine Wiederentdeckung aus der jahrhundertealten Tradition des natürlichen Heilens, EAS, sich selbst und anderen helfen mit dem Energie-Ausgleichs-System*

Die damaligen textlichen Ausführungen wurden durch umfangreiche Bebilderung veranschaulicht.

Zehn Jahre später erschien dann mein erweitertes Buch:

> *Die Heilkraft der Hände, Übungen mit und ohne Partner.*

Ich habe darin weitere und neuere Erkenntnisse auf dem Gebiet des *animalischen Magnetismus* veröffentlicht und mit Bildern unterlegt.

Beide Bücher fanden einen großen Leserkreis. Sie sind seit langem vergriffen, und ich werde immer wieder auf eine neue Ausgabe angesprochen.

Dem Wunsch möchte ich mit dieser Erweiterung nachkommen.

**Schon in der ersten Ausgabe vom Jahre 1982 habe ich die energetische Arbeit mit den Händen als einen ganz natürlichen und jedem Menschen möglichen Weg vorgestellt. Mit Sicherheit ist die Arbeit mit den Händen nichts Geheimnisvolles oder ein an eine bestimmte Weltanschauung oder Religion gebundenes Verfahren. Man könnte sagen, es ist ein fundamentales System, das an bestimmte, von der Natur vorgegebene Regeln gebunden ist.**

Heute sind bei flüchtigem Hinsehen ähnliche Vorgehensweisen mit den Händen marktstrategisch und einkommensträchtig bekannt geworden. Es werden viele und unterschiedlichste Kurse angeboten, von denen einige die Absolventen auf das Podest der Auserwählten erheben und damit das Eigentliche aller wirklichen und natürlichen *Heilverfahren*, nämlich die Demut, vergessen lassen.

Sie machen oft nicht verständlich, daß bei der Arbeit mit den Händen auch eine entsprechende geistige Einstellung und Läuterung Voraussetzung für das Gelingen ist.

Häufig werden schon nach ein oder zwei *Seminar*-Wochenenden mit unzureichendem Lerninhalt *Urkunden* ausgestellt, die dem Inhaber ein *fundiertes Können* bescheinigen. Es werden *Einweihungsrituale initiiert*, bei denen für die Teilnehmer der Eindruck erweckt wird, nun einen besonderen, *quasi heiligen Status* erhalten zu haben.

Vergessen wird, daß zum *Können* jahre-, oft lebenslange Übung gehört, üben nicht allein für eine nach außen darstellbare Leistung, sondern auch zur Erlangung einer inneren Reifung.

Das Üben zum maximalen Erlernen einer Technik ist mit dem Können beendet. Die Übung zur Reifung, zur inneren Läuterung ist nie am Ende. Deshalb ist auch für den wahren *Könner* jede Behandlung mit den Händen zugleich immer wieder ein neuer Lernvorgang auf dem inneren Weg und nicht nur eine medizinische Maßnahme. Sie ist eine permanente Chance zur Annäherung sowohl an uns selbst, unser eigenes *Wesen*, als auch an den anderen auf allen Ebenen des Seins in dieser Welt.

Pseudo-animalisch-magnetopathische Maßnahmen, oft mit den skurrilsten Methoden verbrämt, werden häufig zu einer Art *Ritual* mit dogmatischen Vorgaben, einer stark vom Intellekt und Wollen diktierten Vorgehensweise.

Daß dem so ist, beweist die Tatsache, daß die Weitergabe vieler dieser Therapieformen an teilweise absolut ungerechtfertigte Zahlungen gebunden ist. Die Inserat-Seiten unterschiedlichster Zeitungen sind voll von Angeboten sogenannter *Lehrer*, die Kurse für solche Formen der Behandlung anbieten, etwas verkaufen, was zu den natürlichsten Vorgängen der Natur gehört..., immer gegen bare Münze.

Natürlich gehört auch die materielle Seite zur Realität des Lebens, alles andere wäre Utopie. Eine Technik dieser Art jedoch nur zum

Geldverdienen zu erlernen, weil andere, in Not befindliche Menschen nach jedem Strohhalm greifen, halte ich nicht für ethisch vertretbar.

Wie kann man viel Geld für etwas ganz Natürliches verlangen, was in jedem Menschen eo ipso vorhanden ist? Wie kann man sich mit teilweise unvorstellbaren Beträgen dafür bezahlen lassen, daß man in den Menschen ein neues Bewußtsein von diesem *Schatz* erweckt?

Natürlich sollen wir das Kind nicht mit dem Bade ausschütten.

Es gibt ehrliche und tief motivierte Menschen, die die wirkliche Dimension solcher Verfahren kennen und sie zum Wohle anderer selbstlos oder gegen einen durchaus vertretbaren Obulus einsetzen. Alle diese Menschen werden durch die unqualifizierte Kommerzialisierung in Mißkredit gebracht. Der Laie kann nur schwer zwischen den einzelnen Motivationen und dem Können unterscheiden.

Deshalb empfehle ich jedem, die Augen und das Herz offen zu halten. Seien Sie kritisch. Fragen Sie die Behandler, wo und wie lange sie gelernt haben und die Verfahren schon in der Praxis ausüben.

Damit sind wir bei einem Thema, das mir sehr am Herzen liegt:

> Viele Menschen sind heute auf der Suche nach einer neuen und anderen Form des Lebens, nach einem tieferen Sinn

für ihr Sein auf dieser Erde. Das ist schön, richtig und notwendig. Vom Inhalt her sind diese neuen positiven Denkansätze als notwendige Impulse zur Entwicklung eines anderen als nur materiell orientierten Bewußtseins zu begrüßen.

Das Angebot an *guten Ratschlägen* für ein in diesem Sinne geändertes *Lebensterrain* ist riesig. Mystik, Esoterik und damit verbundene Literatur und verschiedenste Artikel sind zu einem riesigen Markt geworden..., *die Welle boomt*.

Das Dargebotene nimmt häufig in der einen oder anderen Form die Menschen in eine Haftung, erzeugt eine ungerechtfertigte Abhängigkeit, macht sie unfrei und beraubt sie ihrer Eigenständigkeit.

Nehmen wir uns damit nicht selbst die Möglichkeiten, zum eigenen unverwechselbaren Ich zu finden, berauben wir uns nicht unserer Eigenständigkeit, indem wir nur nachplappern oder leben, was andere sagen?

Die Wahrheit liegt immer nur allein in unserem eigenen Inneren..., nirgendwo anders. Wir sind aufgefordert, uns selbst zu finden. Alle Angebote von außen können allenfalls Brücken sein, aber niemals *die* Lösung.

Machen wir uns nicht selbst unglaubwürdig, wenn wir eine beglückende und erst beginnende Entwicklung so vermarkten, wie wir es tun, oder sie zur Befriedigung unserer eigenen Selbstwertdefizite benutzen? Beschwören wir nicht durch die materielle Vermarktung selbst eine Beschädigung dieser zarten *Blume* herauf?

Können wir eigentlich verantworten, daß eine gute und notwendige Tendenz zu einer positiven Veränderung im Denken und Handeln durch rücksichtslose Kommerzialisierung unglaubwürdig wird, wir denen Pulver auf die Pfanne geben, die ein marktpolitisches Interesse daran haben, daß diese Neuorientierung als obskure Vorgehensweise im Sande verläuft?

Weshalb berauben wir uns einer Chance, die wir ja durchaus haben, nur weil wir uns selbst in unserem Bestreben nach Macht und Einfluß, nach materieller Potenz ad absurdum geführt haben?

Es ist Zeit, einmal über diese Dinge nachzudenken.

Der wahre animalische Magnetismus lehrt uns eine Befreiung von den Fesseln unseres weltabhängigen Ichs, das bedeutsam sein und beachtet werden will. Er fordert uns auf, den anderen nicht nur *analytisch schlußfolgernd* und nicht mit einem *dogmatischen Glauben* oder aus *spekulativer Metaphysik* an die Hand zu nehmen, sondern im und durch den anderen aus jeder *Behandlungs-Erfahrung* eine Übung am eigenen ICH werden zu lassen.

Den anderen oder sich selbst nach bestimmten Regeln einfach nur liebevoll an die Hand zu nehmen, absichtslos, kann zu einer Erinnerung an eigene Lebens- und Leidenserfahrung werden und kann uns dem eigentlichen Sinn und der Wahrheit unseres Lebens ganz nahe bringen. Sie kann dem Leben des anderen und uns selbst, neben der Beseitigung von körperlichen und geistigen Beschwerden, eine vollkommen neue Richtung geben.

Bei der Arbeit mit den Händen ist rein theoretisches Interesse nicht sinnvoll. Die Arbeit mit dem anderen und uns selbst kann und sollte zu einer *Übung* im Sinne des ganzen Menschen werden mit der Möglichkeit zu einer ganz neuen, *eigenen Erfahrung*, um damit zu einer *wirklichen Individualität*, einem *unmanipulierten Selbst-Bewußtsein* zu kommen.

In Amerika kennt man ein wunderschönes Beispiel für unser heutiges Verhaltensmuster:

> Wir schießen mit einer Kanone auf eine riesengroße weiße Fläche und erklären dann das Einschußloch zur Mitte der Zielscheibe.

Damit soll gesagt werden, daß wir uns allen möglichen Therapieformen und Verfahren unterordnen, wenn sie entsprechend präsentiert werden, immer in der Hoffnung, unsere körperlichen und geistigen Schwierigkeiten dadurch lösen zu können. Wir sind nicht bereit, der Natur abzulauschen und zu *erfahren*, was sie jedem ganz persönlich zur Erhaltung seines *Wesens* und

*Selbst* mitgegeben hat, um ihn in seinen vollkommenen Urzustand zurückzuführen.

Für jeden Menschen, auch für jede andere Kreatur, ist es, wissenschaftlich untermauert, ein Urbedürfnis, mit den Händen gestreichelt und verwöhnt zu werden, eine Lebensnotwendigkeit zum Abbau unterschiedlicher Spannungen. Es führt zu einer tiefgreifenden Reaktion in unseren neuralen anatomischen Abläufen und zu einer Harmonisierung der geistigen Verhaltensstrukturen.

Über die Haut werden *innerliche* Prozesse initiiert, wie gleichermaßen auch geistige oder körperliche Zustände sich über die Haut artikulieren. Durch sie sind wir mit den inneren Organen über ein sensorisches Leitungsnetz verbunden. Diese Verbindung geschieht auf elektrischem oder magnetischem Weg.

Denken wir dabei an die unterschiedlichen medizinischen Meßvorgänge, bei denen aus elektrischen Reaktionen der Haut Rückschlüsse über anatomisches oder geistiges Geschehen gezogen werden können: EEG, EKG etc., aber auch an den Lügendetektor.

Alles das, was ich bisher gesagt habe, soll Sie nicht auffordern, die wissenschaftlichen Erkenntnisse zu ignorieren oder gering zu schätzen. Sie sind mit Sicherheit für das medizinische System sinnvoll und notwendig, sind für viele Menschen unseres Kulturkreises die Brücke zu einer anderen Dimension des Denkens und Handelns…, nur nicht immer und in jedem Fall das alleinige Mittel der Wahl.

# *Einleitung*

# *Einleitung*

Ich möchte mit diesem Abschnitt des Buches dazu beitragen, eine Möglichkeit aufzuzeigen, die, weitgehend unbekannt, helfen kann, das Leben gesund und ausgeglichen zu meistern, ja, es schön und lebenswert zu finden.

Von uns werden heute permanent Höchstleistungen verlangt. Wir neigen dazu, uns zu verausgaben. Die Folge sind in vielen Fällen psychische und körperliche Störungen unterschiedlicher Art.

Maschinen des täglichen Gebrauchs, vom Auto bis zur Waschmaschine, werden von uns sorgfältig gepflegt. Uns selbst aber vergessen wir häufig. Wir gehen mit uns sorglos um, vergessen die Verantwortung, die wir uns selbst gegenüber haben.

Fühlen wir uns unwohl oder werden krank, delegieren wir in der Mehrzahl der Fälle alle Verantwortung nur an den Therapeuten. Wir klammern uns selbst, unsere eigenen Möglichkeiten aus, die wir haben, um gesund und harmonisch zu werden. Oft merken wir, daß der Behandlung allein durch den Therapeuten Grenzen gesetzt sind, wir trotz der besten Zuwendung nicht von unserem Unwohlsein befreit werden.

Außerdem kommt es immer wieder vor, daß auch der sorgfältigste Heilkundige selbst bei umfangreicher Untersuchung keine organische Krankheit feststellen kann, obwohl wir Schmerzen haben, wir uns schlecht, unlustig, abgespannt und leer fühlen.

In diesen Fällen sind aus mancherlei unterschiedlichen Gründen unsere *vitalen Lebensenergien* blockiert, es fehlt der polarisierende Ausgleich, wir sind depolarisiert. Man könnte das mit einem ursprünglich fließenden Wasser vergleichen, das zum Stillstand gekommen ist und langsam verbrackt.

Häufig verletzen wir, meist ohne es zu wissen oder zu merken, die fundamentalen Gesetze der *Lebensenergie*. Wir können diese vitalen elektrischen oder magnetischen informativen Potentiale in uns noch nicht mit dem Verstand erfassen, finden nichts darüber in den Lehrbüchern der etablierten Medizin. Trotzdem spielen sie bei immer mehr Menschen eine bedeutende Rolle, insbesondere da wir in dieser ursprünglich empirischen Methode durch neueste Erforschungen der Wissenschaft bestätigt werden. Unabhängig von allen Erwägungen können wir sie jederzeit selbst *erfahren*, wenn wir sie zulassen.

Dieses Kapitel wird sich mit den *magnetopathischen Möglichkeiten* als einer elementaren Therapieform des Menschen befassen. Ich empfehle, daß wir uns wieder auf diese Kräfte besinnen. Ich konnte bei vielen Menschen beglückende Ergebnisse sehen. Wir werden merken, daß wir nicht so hilflos sind, wie wir selber meinen oder das etablierte System uns glauben machen will.

Werden wir uns klar darüber, daß wir frei sind, alles das zu tun, von dem wir glauben, daß es uns auf den unterschiedlichen Ebenen unseres Lebens helfen kann. Wir selbst haben es weitgehend in der Hand, unser Leben friedvoll und mit Freude zu gestalten.

Wenn wir uns mit uns selbst und unserer Umwelt klärend auseinandersetzen und die verschiedenen Einflüsse, denen wir unterliegen, analysieren, ein positives Bewußtsein entwickeln, sind wir frei. Die elterlichen und durch die Tradition vorgegebenen Einflüsse, die sozialen und religiösen, die durch Politik und Medien infiltrierten Manipulationen, auch die durch den Gesundheitsapparat vorgegebenen Richtlinien, nach denen häufig nur sein kann, was sein darf, binden uns oft mehr, als wir wissen.

Es wird von uns mehr denn je die Bereitschaft und das Verständnis gefordert, daß wir uns von den manipulativen Einflüssen der Eltern, unserer Politiker, der Gesellschaft und Kultur, unseres Glaubens und Aberglaubens, unserer oft antiquierten Tradition freimachen, um zu selbständigen, eigenverantwortlichen Menschen zu werden.

Gesundheit wird heute vielfach mehr unter dem Gesichtspunkt der apparativen Amortisation, der wirtschaftlichen Interessen von zahlreichen Industriezweigen gesehen als in der Schlichtheit manueller Therapieformen.

Wir bleiben unfrei, wenn wir Angst haben, der zu sein, der wir wirklich sind, wir uns fürchten, daß man über uns lächeln könnte, uns für Narren halten könnte, wenn wir etwas tun, was von der Allgemeinheit für unrealistisch gehalten wird, wir nicht den Mut auch einmal zu einem Fehler haben, wir Angst haben, eine ganz persönliche Sicht der *Wirklichkeit* zu entwickeln.

Vielfach sind wir eitel. Wir möchten von anderen hören, was für hervorragende Menschen wir sind, daß wir gut aussehen und intelligent sind. Wir möchten bedeutsam sein. Wenn wir jedoch etwas sein wollen, was wir in Wirklichkeit nicht sind, manipuliert handeln, verlieren wir unsere Freiheit zu sein, was wir von Anbeginn an schon sind, nämlich ein vollkommenes SELBST, eingebunden in das ewige, nicht enden wollende Wechselspiel der Kräfte der Natur. Die Besinnung auf diesen Zustand nennt Prof. Dr. Benson *Das erinnerte Wohlbefinden*. Wir verlieren das, was Werner Heisenberg *die zentrale Ordnung* nennt.

Wenn wir die Absurdität dieses *Seinwollens* erkennen und in unserem Herzen wieder in Frage und Antwort unschuldig werden, sind wir zu *natürlichem* Tun frei. Dann können wir in uns positive Kräfte zum Handeln freisetzen. Wir werden dann nicht mehr ausschließlich durch den Verstand gelenkt. Einseitiges, nur rational diktiertes Denken und Handeln wird von Anbeginn vermieden oder eingeschränkt. Die Möglichkeit von Erfolgen durch vielleicht unkonventionelles Tun wird maximiert. Vieles kann man auch in unserer wissenschaftlichen Zeit nicht erklären oder real definieren.

Ich wurde gefragt, ob ich an Wunder glaube. Ich habe gesagt, daß ich das tue, wenn man unter Wundern Dinge versteht, die wir zweifellos aus der Erfahrung als vorhanden anerkennen müssen, die wir jedoch noch nicht mit dem Verstand begreifen oder erklären können. Solche *Wunder* sind nach meiner Meinung ganz natürliche Abläufe im Wechselspiel der Kräfte der Natur. Lernen wir, uns diesen Kräften vertrauensvoll zu überlassen. Wir können nur davon profitieren: In der Vorsorge, um uns fit und agil zu halten, aber auch, wenn wir krank sind und nicht mehr weiter wissen, bieten diese Möglichkeiten eine reelle Chance.

Das soll und darf nicht heißen, daß wir bei einer Krankheit, bei körperlichen und psychischen Störungen nicht sofort den fachkundigen Therapeuten aufsuchen sollten. Nur er kann in den meisten Fällen aus seinem Sachverstand heraus definitiv sagen, was getan werden sollte.

Werden Sie jedoch mit Ihrem Wissen zum komplementären Partner des Therapeuten.

Lassen Sie sich von ihm aufklären, so daß Sie mit ihm zusammen die Angemessenheit der Therapie und zusätzlicher naturheilkundlicher Maßnahmen beurteilen und beeinflussen können.

Mit der in diesem Abschnitt aufgezeigten Methode, der magnetopathischen Behandlung, können wir Maßnahmen der etablierten Medizin in vielen Fällen wesentlich unterstützen.

Bei dem gezeigten Verfahren handelt es sich um den Einsatz eines uns von der Natur gegebenen Systems, das nicht an ganz besondere, kostenintensive Schulungen gebunden ist. Es kann von jedem, wenn er sich an die Regeln dieses Abschnitts hält, angewandt werden. Die Reaktion stellt sich dann ganz von allein ein.

Wir können dadurch oft den Konsum von chemischen Medikamenten einschränken oder vollkommen auf ihn verzichten. Wir können in vielen Fällen – und das hat die Erfahrung gezeigt – auch dann noch helfen, wenn alle anderen Möglichkeiten einer kurativen Behandlung ausgeschöpft sind.

Ich empfehle, einen Versuch zu wagen, wenn Sie Hilfe benötigen. Lassen Sie sich auf diese Möglichkeiten des manuellen Ausgleichs ein. Haben Sie den Mut, etwas vielleicht heute noch Unkonventionelles zu tun. Entwickeln Sie ein Vertrauen zu sich selbst und zu Ihren eigenen Kräften.

Sie werden verwundert feststellen, daß Sie durch diese Methodik ein Mittel an die Hand bekommen haben, das Sie nicht mehr missen möchten. Es gibt heute im englischen Sprachraum sogar schon Krankenhäuser mit dankbaren Patienten, bei denen diese Therapieform mit bestem Erfolg eingesetzt wird. In Amerika sind allein ca. 80'000 Krankenschwestern in der Methode des *Therapeutic Touch*, also einer Zusatzbehandlung durch Berührung mit den Händen, ausgebildet und setzen diese Methode im Rahmen klinischer Versorgung regelmäßig und mit großem Erfolg ein.

Dazu fand ich folgende Veröffentlichung namhafter Autoren über Erhebungen bei der amerikanischen Bevölkerung zum Einsatz komplementärer naturheilkundlicher Verfahren:

> Außenseitermethoden (Alternative Medizin) umfassen eine Vielzahl von Therapiemaßnahmen, die in der Regel im Rahmen der medizinischen Ausbildung an den Hochschulen nicht gelehrt werden. Die Autoren führten eine Telefonaktion bei

1'539 Erwachsenen durch und erkundigten sich nach Therapiemaßnahmen wie Relaxationsübungen, Chiropraxis, spiritueller Heilung, makrobiotische Diät, Hydrotherapie, Hypnose, Homöopathie, Akupunktur und ähnlichen Verfahren, die in den letzten zwölf Monaten bei den Betreffenden zum Einsatz kamen. 34 Prozent der Befragten gaben an, mindestens einmal im vergangenen Jahr sich einer unkonventionellen Therapie unterzogen zu haben. Ein Drittel dieses Kollektivs nahm mehr oder weniger regelmäßig alternative Therapieverfahren in Anspruch mit durchschnittlich 19 Konsultationen, die im Durchschnitt mit 27,60 US-$ in Rechnung gestellt wurden.

Des höchsten Zuspruchs erfreute sich die Alternativtherapie bei Personen im Alter zwischen 25 und 49 Jahren, die einen höheren Bildungsstand aufwiesen und auch über ein entsprechend höheres Einkommen verfügten. Die meisten Patienten suchten Hilfe wegen chronischer medizinischer Probleme. Bei akuten lebensbedrohlichen Krankheitsbildern greift die überwiegende Mehrzahl (83 Prozent) auch auf ärztliche Hilfe direkt zurück. 72 Prozent der Patienten, die sich alternativen Therapieverfahren zugewandt hatten, informierten ihren Hausarzt nicht über diese Tatsache.

Legt man die US-Bevölkerung zugrunde und rechnet die gewonnenen Daten hoch, muß man davon ausgehen, daß 1990 die Amerikaner in 425 Millionen Fällen Praxen aufsuchten, in denen alternative Therapieverfahren angeboten wurden. Diese Zahl liegt deutlich über der Zahl der Konsultationen von

Hausärzten (primary care physicians) mit 388 Millionen Visiten. Die Kosten für diese Behandlung werden auf 13,7 Milliarden Dollar geschätzt, von denen drei Viertel (10,3 Milliarden) bar bezahlt wurden. Diese Zahl entspricht der Summe (12,8 Milliarden), die jährlich als Barzahlungen für sämtliche Hospitalisationen in den USA geleistet werden.

Die Autoren kommen zu dem Schluß, daß alternative Therapieverfahren in den USA wesentlich weiter verbreitet sind als bisher angenommen. Den Ärzten wird empfohlen, im Rahmen der Anamneseerhebung gezielt nach unkonventionellen Therapieformen bei ihren Patienten zu fragen.

Eisenberg, D. M., R. C. Kessler, C. Foster et al: Unconventional Medicine in the United States, Prevalence, Costs and Patterns of Use, N.E. J. Med. 328 (1993) 246 – 252
Division of General Medicine and Primary Care, Department of Medicine, Beth Israel Hospital and Harvard Medical School, Boston

So werden z. B. im *Columbia Presbyterian Hospital*, einer traditionsgebundenen Universitätsklinik, mit 1'400 Betten und ca. 3'000 Angestellten zweitgrößtes Krankenhaus Amerikas, Patienten mit Billigung und Unterstützung des Chefarztes aufgrund der erzielten Erfolge zusätzlich zu Maßnahmen der etablierten Medizin mit dieser Methode betreut.

Aber nicht nur hier, sondern in vielen Praxen und öffentlichen medizinischen Institutionen werden Migräne, Rückenschmerzen, psychische Verstimmungszustände, Alterserkrankungen, Krebs etc. zusammen mit schulmedizinischen Therapien magnetopathisch mit den Händen behandelt.

Die Methode fand besondere Beachtung nach einer Doppelblindstudie in Kalifornien, die den positiven Einfluß bei der Wundheilung bewiesen hat. Sie machte insbesondere deutlich, daß die Wirkung nicht suggestiver Art und nicht die Folge einer bestimmten Erwartung ist.

Nicht nur bei banalen Erkrankungen wird an vorgenanntem Krankenhaus zusätzlich mit den Händen behandelt. Auch in der Herzchirurgie, bei Bypass-Operationen, wird im OP-Saal zusätzlich auf diese Art therapiert. Einer der fünf bekanntesten Herzchirurgen Amerikas, Prof. Dr. med. Mehmet Oz, unterstützt diese Art des Vorgehens aufgrund der festgestellten Erfolge.

Bisher wurden 25 Herzoperationen so begleitet.

Die Patienten werden beim magnetopathischen Einsatz der Hände im wahrsten Sinne des Wortes *behandelt* und benötigen in vielen Fällen weniger Medikamente. Darüber hinaus erfahren Sie mehr als nur körperliche Gesundung, Sie erleben vielmehr eine wahre Heilung auf allen Ebenen menschlichen Seins.

# *Geschichtliches zur Magnetopathie*

## *Geschichtliches zur Magnetopathie*

Heilverfahren, die früher nur im Stillen und nur von wenigen ausgeübt wurden und dem Namen nach unbekannt waren, gewinnen heute immer mehr an Bedeutung. Das trifft für die Homöopathie, die Pflanzenheilkunde, die Psychotherapie und ganz besonders für die sogenannte Magnetopathie zu.

Umfangreiche Forschungen, insbesondere in Rußland, Amerika und Frankreich, neuerdings auch in Deutschland, haben uns bedeutsame Erkenntnisse über die physikalischen Vorgänge in unserem Organismus vermittelt.

Die Erfahrungsheilkunde, die dieses energetisch-physikalische Wissen bei der Diagnose berücksichtigt, ist oftmals in der Lage, die Disposition für eine Erkrankung schon vor der Manifestation eines pathologischen Zustandes festzustellen und vorbeugend zu behandeln. Die Erfolge kommen in der Mehrzahl der Fälle dadurch zustande, daß Reizspannungen, die einen krankmachenden Steuerungseffekt ausüben, mit unterschiedlichen Methoden der Naturheilkunde, die von der etablierten Medizin noch nicht eingesetzt werden, schon frühzeitig erkannt werden können.

Der menschliche Körper besitzt offenbar elektrophysikalische informative Regelkreise. Wir müssen danach streben, die Sollwerte dieser kybernetischen Systeme rechtzeitig zu erkennen, um Abweichungen zu beseitigen, bevor sie zu einer krankmachenden Störung geworden sind. Nur so kann das normale, gesunde Terrain wirklich wiederhergestellt werden.

Eine solche kybernetische Regeltherapie erfaßt immer den ganzen Menschen und sollte jeder wie immer gearteten Behandlung vorausgehen. Nur wenn Blockaden beseitigt sind, kann eine andere kurative Methode, z. B. auch die mit Medikamenten, wirklich greifen.

Ein kleiner Ausflug in die Geschichte der *Magnetopathie* ist außerordentlich interessant und kann uns auch für heutige Therapieverfahren Denkanstöße vermitteln. Zusammenhänge, die damals nur empirisch im Raum standen, also nur aus den Erfolgen bewiesen wurden, sind heute wissenschaftlich erklärbar. Dort wo sie es noch nicht sind, wird mit wissenschaftlicher Akribie daran gearbeitet, sie zu verstehen.

Heilungen durch Handauflegen und Abstreichungen am Körper mit den Händen wurden immer schon in der *magischen Medizin* der jeweiligen Zeit eingesetzt. Die Menschen glaubten, mit ihren Händen noch unbekannte, doch heilsame Naturkräfte auf den anderen zur Abwendung von Krankheit übertragen zu können. Da diese *Kräfte* nicht bekannt waren, aber immer wieder auf wundersame Art heilten, nannte man sie *magisch*.

Auch die Astronomie und die Alchemie waren *magische* Wissenschaften. Heute, wo die Gesetze der Physik und der Chemie bekannt sind, betrachten wir viele Dinge, die früher Phänomene waren, als etwas ganz Natürliches.

Die Hypnose gehörte früher in den Bereich *magischer* Verrichtungen. Heute ist sie zu einer anerkannten Methode der Psychiatrie geworden. Das alles ging nicht ohne heftige Kämpfe mit der Wissenschaft vonstatten.

Es ist interessant, in medizinisch-wissenschaftlichen Büchern der zwanziger Jahre nachzulesen, daß in ihrer Zeit renommierte Ärzte magnetische Heilverfahren bei der Behandlung zahlreicher Krankheiten als ein ganz natürliches Therapeutikum mit Erfolg einsetzten.

Viele Therapeuten verwenden auch heute wieder dieses *alte* Verfahren. In der Mehrzahl der Fälle sind sie durch Erfahrungen überzeugt worden. Notleidende, oft austherapierte Patienten, Menschen mit therapieresistenten Erkrankungen, wenden sich in zunehmendem Maße an Behandler, die solche Erfahrungsmedizin, und dazu gehört insbesondere die Magnetopathie, einsetzen.

Erfolge, die mit diesem Verfahren erreicht werden, können nicht ohne weiteres als ein suggestiver Placebo-Effekt bezeichnet werden. Wir müssen Heilerfolge, die durch magnetopathische Behandlungen erreicht wurden und die nicht zu leugnen sind, oft staunend zur Kenntnis nehmen und diese Art der Therapie dem Patienten nicht nur deshalb verweigern, weil wir uns über den Wirkungsmechanismus noch nicht vollkommen klar sind oder das Verfahren zu einfach ist.

Was stellte man sich früher unter *Magnetopathie* vor?

Die einen sprachen von einer *Emanation*, von *animalischem Magnetismus*, die anderen von *Od-Strahlen*. Man meinte, daß der *animalische Magnetismus* direkt auf das Nervensystem wirke. Ähnlich wie die Elektrizität wirke er auf den nervösen *Consensus Partium*, den *Zusammenklang aller Teile*, und beeinflusse derart Stoffwechsel und Blutzirkulation. Man berief sich hier vor allen Dingen auf Prof. Dr. Sauerbruch, der erkannt hatte, daß vom Menschen elektrische Wellen ausgehen. Diese Schwingungen steuern den gesamten Organismus. Man bezweifelte damals die Richtigkeit dieser Auffassung eines so renommierten Mediziners nicht. Demzufolge war man überzeugt, alle wie immer gearteten Krankheitszustände durch Übertragung dieser Potentiale, also durch eine magnetopathische Behandlung, zumindest in der Theorie positiv beeinflussen zu können.

Auch schon damals hat sich in der Praxis gezeigt, daß es Unterschiede gab. So wußte man bereits, daß magnetische Kräfte grundsätzlich bei allen Menschen vorhanden sind. Es gibt jedoch besonders *Begabte*, die größere Einwirkungsmöglichkeiten haben. Auch wußte man, daß Frauen wesentlich intensiver durch eine magnetische Behandlung beeinflußt werden können. Man stellte fest, daß viele Menschen und Krankheitsbilder durch den Magnetismus schwer oder gar nicht zu therapieren waren. Bei anderen dagegen grenzte die Wirkung ans Wunderbare. Bei ein und demselben konnte der eine Magnetopath Erfolg haben, ein anderer völlig versagen.

Es gab viele Persönlichkeiten mit diesen ungewöhnlichen magnetischen Kräften. Es gibt sie sicherlich auch heute noch, nur scheuen sie sich, bekannt zu werden. Sie haben Angst, als Okkultisten angeprangert oder belächelt zu werden.

Berühmt wurden beispielsweise Caliostro und Mesmer (noch heute spricht man vom *Mesmerisieren*). Bedeutende Männer der Geschichte haben von jeher die Existenz und die Heilkräfte des Magnetismus als etwas ganz Selbstverständliches und Natürliches angesehen. Aus dem Orient sind uns magnetopathische Behandlungen bekannt, die einen tiefhypnotischen Schlaf herbeiführten und in diesem Zustand sogar schmerzlose Operationen ermöglichten.

Das Heilen mit den Händen war auch ein wichtiger Bestandteil der geheimen Priestermedizin, in der bekannte und unbekannte Naturkräfte mit mystisch-religiösen Momenten eng verknüpft wurden.

Für Inder, Japaner, Chinesen und viele andere asiatische Völker, aber auch in zunehmendem Maß für den Europäer, ist es ganz normal, z.B. durch Autogenes Training, Yoga, Tai Chi, Qigong, Affirmationen, Meditation, Imagination und andere ähnliche Verfahren elektrisch-informativ-magnetische Potentiale im Körper zu intensivieren und sie für die Gesundheit nutzbar zu machen. Wir sollten uns abgewöhnen, nur aufgrund mangelnden Wissens diese Dinge als verschrobenen Okkultismus abzuwerten.

Auch in der Medizin des Altertums waren die Heilkräfte bekannt, die von einem menschlichen Körper auf den anderen übergehen können. So erwähnt Hippokrates diese Kraft, die *mancher Hand-*

*entströmt*. Man schrieb solche Kräfte, wie man z.B. bei Paracelsus nachlesen kann, auch tierischen Körpern zu.

Plinius der Ältere (23 – 79 n.Chr.) war davon überzeugt, daß die Körper mancher Menschen mit magnetischen Kräften ausgestattet seien. Galen (129 – 199 n.Chr.), neben Hippokrates der bedeutendste Arzt der Antike, führte aus, daß durch die ununterbrochene Berührung eines kranken Körpers mit einem gesunden eine Kräftigung des ersteren erreicht werden könne, eine Erkenntnis, die gar nicht so abwegig ist: Wissen wir doch heute, daß alternde Menschen durch den nahen Kontakt mit jungen Personen gekräftigt und verjüngt werden.
Denken wir an die vielen Künstler, die im Zusammenleben mit jungen Frauen neue Schaffenspotentiale erzeugten.

Johann Baptist van Helmont (1577 – 1644), der niederländische Arzt und Chemiker, sagte: »*Der Magnetismus, der jetzt allgemein blüht, enthält außer dem Namen weder Neues noch Paradoxes oder doch nur für solche Leute, die alles verlachen und dem Satan zuschreiben.*«

Franz Anton Mesmer (1734 – 1815), der deutsche Begründer der Lehre vom *animalischen Magnetismus*, der wohl als einer der hervorragendsten Vertreter der magnetopathischen Heilmethode in der Neuzeit angesehen werden muß, hat gesagt: »*Von allen Körpern in der Natur wirkt auf den Menschen am allerwirksamsten der Mensch selbst. Ihn kann kein beseelter noch unbeseelter Körper ersetzen.*«

Goethe sagte: »*Der Magnetismus ist eine allgemein wirkende Kraft. Ein jeder Mensch besitzt sie, nur nach seiner Individualität etwas verschieden, und seine Wirkungen erstrecken sich auf alles und auf alle Fälle. Die magnetische Kraftwirkung des Menschen erstreckt sich auf alle Menschen, auch auf Tiere und Pflanzen. Ja, der Mensch weiß es nicht, was er ist, aber ebensowenig, was er besitzt und was er kann, darum ist er so elend, so ohnmächtig und so ungeschickt.*«

Arthur Schopenhauer hat sich mit dem Magnetismus in dem Kapitel »*Animalischer Magnetismus und Magie*« und der magnetischen Strahlkraft ausgiebig auseinandergesetzt. Das ist ein Zeichen dafür, wie wichtig die Magnetopathie in seiner Zeit und für ihn war.

Justus von Liebig (1803 – 1873), der exakte Naturwissenschaftler und für seine Zeit bahnbrechende Chemiker, sagte: »*Magnetismus ist Kraft; eine Kraft läßt sich nicht sehen. Wir können sie mit unseren Händen nicht fassen; um sie in ihrem Wesen und ihrer Eigentümlichkeit zu erkennen, müssen wir ihre Äußerungen studieren und ihre Wirkungen erforschen.*«

Schweninger, der Leibarzt Bismarcks, schreibt: »*Ein unerklärbarer oder bis heute noch unerklärter Einfluß geht von den Handflächen aus. Mögen die Exakten mit den Okkultisten um Blutverteilung, Wärme oder magnetische Emanation als Erklärung streiten. Der bewußte Arzt weiß, was er für einen Mittler und Helfer in seiner Hand hat. Schmerzen und Krämpfe kann er einschläfern usw. Wer gibt die Deutung für solch unleugbar vorhandenes*

*Empfinden, da Suggestionen nichts anderes sind als ein klangreiches Wort. Ob Wärme, ob Strahlung, es ist nicht abzuleugnen, die Hand gewisser Menschen besitzt eben Gewalt über bestimmte andere Menschen. Diese Übermacht ist umso wirksamer, je ärztlicher die angeborene Eigenart dieser Menschen ist. Diese Hand kann durch Auflegen, durch Streichen, durch Zufassen nicht nur Schmerzen lindern. Sie kann unbestreitbar nachzuweisende Veränderungen in den oberflächlichen Gewebeteilen hervorrufen, selbst Tiefenwirkungen erzeugen.«*

Im neunzehnten Jahrhundert kannte man verschiedene Grade des *magnetisch erzeugten* Zustands hin bis zur Trance. Auch das Hellsehen und das Hellfühlen wurden als eine Folge magnetopathischen Geschehens mit einbezogen.

Heute weiß man, daß viele Magnetiseure, die mit besonders starken magnetischen Kräften ausgestattet sind, sich nonverbal und unabhängig von Zeit und Raum mit ihren Kranken in Verbindung setzen können. Sie können fühlen, welches Organ bei den jeweiligen Patienten erkrankt ist oder Schmerzen bereitet.

Die berufsmäßige Ausübung der magnetischen Heilbehandlungen kann für Therapeuten auf die Dauer sehr anstrengend und kräftezehrend sein. Sie verlangt einen streng geordneten Lebenswandel. Hier finden sich Parallelen zur asiatischen Yoga-Praxis, die ebenfalls mit einer gewissen Askese verbunden ist.

Christoph Wilhelm Hufeland (1762 – 1836) faßte seine Meinung zum Magnetismus folgendermaßen zusammen: »*Mir erscheint es als höchst wahrscheinlich, daß die magnetische Behandlung ebenso wie die Hypnose in absehbarer Zeit als regulärer Bestandteil in die wissenschaftliche Medizin aufgenommen werden wird.*«

Was die Hypnose betrifft, hat er bereits Recht gehabt. Auf dem Gebiet des Magnetismus wird derzeit geforscht und auch häufig schon therapiert, und es wird sich zweifellos, wenn auch mit einiger zeitlicher Verzögerung, seine Auffassung durchsetzen.

Nach diesem historischen Rückblick möchte ich noch einige Erklärungen geben, die notwendig sind, um das, was ich in diesem Artikel darzustellen versuche, in seiner ganzen Tragweite zu erfassen.

Die heutigen wissenschaftlichen Möglichkeiten bieten uns eine Unzahl von Hinweisen, die, anknüpfend an die empirischen Ergebnisse von früher, den Begriff des physikalisch-energetischen Potentials als Bestandteil aller Natur und damit auch des Menschen zu erklären in der Lage sind. Wir forschen auf diesem Gebiet, weil wir mit dem bisherigen Wissen nicht zufrieden sind. Wir haben uns durch die heutigen oft spezialisierten, einseitigen Entwicklungen in vielen Fällen von den Vorgaben der Natur entfernt. Die hier gegebenen Erläuterungen über den heutigen Wissensstand auf dem Gebiet des Magnetismus und alle Erklärungen und Übungen in diesem Artikel können nur Anfänge sein.

Leider ist es so, daß die Medizinstudenten besser in der Chemie als in der Physik ausgebildet werden. Eine bedauerliche Entwicklung. Wir sollten berücksichtigen, daß sich das biologische Leben häufig auf elektrophysikalischen Vorgängen aufbaut.

Wir gehen davon aus, daß der menschliche Körper die höchste Entwicklungsform aller Lebewesen auf dieser Welt ist. Er besteht aus vielen Milliarden von Zellen, wobei die mikroskopisch kleine Zelle der elementare Baustein aller Organismen ist. In dieser kleinsten Lebenseinheit ist immerwährende und ständige Bewegung in Form von Schwingungsprozessen. Jedes Blutkörperchen, jede Zelle besitzt eine winzige, ihr eigene elektrische Ladung mit ganz speziellen Schwingungen. Wenn diese erlöschen, tritt der körperliche Tod ein.

Die chinesische Akupunktur mit ihren bis zu 1'200 Einstichstellen und ihren Meridianen als besondere *Supraleiter-Systeme* ist naturwissenschaftlich noch nicht bis in alle Einzelheiten abgeklärt, jedoch kann an ihrer Wirkung als einer energetischen zell-informativen Therapie kaum noch ein Zweifel bestehen. Wir können und dürfen sie, genauso wie die *Magnetopathie*, nicht aus dem Gesundheitswesen ausschließen, weil wir wissen, daß sie keinen Schaden anrichtet, sehr wohl aber in einer Vielzahl von Fällen dem Menschen helfen kann.

# *Wissenswertes über Magnetopathie*

## *Wissenswertes über Magnetopathie*

Ich arbeite seit Jahren mit dem EAS (dem Energetischen Ausgleichssystem), also dem animalischen Magnetismus, und baue es mit gutem Erfolg in die allgemeine naturheilkundliche Behandlung ein.

Ich gebe meinen Patienten das Wissen um die Möglichkeiten dieses Verfahrens weiter, damit sie sich auch zu Hause allein oder der Familie und Freunden helfen können. Sowohl meine eigenen positiven Erfahrungen sowie die vieler Kollegen als auch die zahlreichen wissenschaftlichen Forschungsergebnisse, die die ursprünglich empirische Auffassung untermauern, haben mir Mut gemacht, das Verfahren nun in diesem Abschnitt des Buches einem breiteren Kreis von Interessenten zugänglich zu machen.

Das EAS kann von jedem angewandt werden. Es ist ein von natürlichen Gegebenheiten ausgehendes Regulationssystem, das Analogien in Akupunktur und Reflexzonentherapie hat.

Wir stellen uns vor, daß eine bestimmte Form und Menge elektromagnetischer Energie als vitale Kraft durch unseren Körper fließt. Das ist nichts Neues, das hat man schon in früheren Zeiten angenommen, Hippokrates und Paracelsus sprachen bereits davon.

Diese Energie wird von den Chinesen *Chi*, von den Japanern *Ki*, von den Russen *Bioplasma*, von den Franzosen *Elan vital*, von den Indern *Prana* genannt. Welche Namen auch immer dafür benutzt werden, alles läuft auf dasselbe hinaus, auf *energetische informative Kraft* im menschlichen Organismus.

Die reibungslose und gesunde Funktion unseres Körpers ist das Ergebnis eines permanenten Schwingens und Fließens körpereigener Energie, energetisch-physikalischer Potentiale. Jede Zelle ist quasi eine Mikrobatterie mit einer ganz bestimmten Ladungskapazität.

Das Maß an Energie und die Art, wie diese Energie frei im menschlichen Körper fließt und schwingt oder nicht fließt und nicht schwingt, ist für das Wohlbefinden und die Gesundheit von Bedeutung. Die energetische Kapazität ist für die *Lebenskraft* und damit die Befindlichkeit ausschlaggebend.

Die Vorausetzung zur Gesundheit scheint das ständige Schwingen zwischen den beiden Polen der Spannung, d.h. zwischen *Yang und Yin*, zwischen Sympathikus und Parasympathikus, zu sein. Nur dort, wo diese *schwingende Energie* ungehemmt und nicht blokkiert zur Verfügung steht, gibt es Gesundheit und körperliches Wohlbefinden.

An diesen Potentialen nimmt die gesamte Umwelt teil. Durch unsere energetischen Felder bestimmen wir die Qualität unseres Umfelds. Sind wir in einem harmonischen und ausgeglichenen energetischen Zustand, wirken wir auch auf andere positiv und belebend. Wir können das mit dem Sender und Empfänger des Radios vergleichen. Wir alle kennen die Kraft, die von manchen Menschen ausgeht.

Körperliche Mißempfindungen können die Folge von Störungen unseres elektrischen oder magnetischen Energiehaushaltes sein. Wenn wir z.B. über einen Kunststoffteppich laufen, kommt es durch statische Aufladung zu einer Störung unseres körpereigenen Energieflusses. Wir werden mit Energie überladen, bekommen einen Schlag, wenn wir Metall anfassen. Die Folge ist ein unerträgliches Spannungsgefühl, das Gefühl, nicht abschalten zu können, einfach, wie wir sagen, *geladen* zu sein.

Wir kennen in der Medizin die Probleme, die im menschlichen Organismus durch elektrische Störungen verursacht werden. Bei der Aufnahme eines EKG oder EEG z.B. kann schon durch den Einfluß, den eine zu dicht beim Patienten stehende Person durch ihr elektrisches Feld initiiert, ein falsches Ableitungsbild entstehen.

Wir wissen heute um die Schwierigkeiten bei der Abschirmung von für den Menschen schädlichen elektrischen Feldern unterschiedlicher Art, wie z.B. bei der Erdung der elektrostatischen Energie in Bauwerken und Fahrzeugen. Wir kennen den Einfluß durch verschiedenste elektrische Geräte. Das geht von der Quarzuhr über die Heizdecke, das Fernsehgerät, den Mikrowellenherd, den Computer, das Handy, die elektrischen Leitungen in der Wand hin bis zum Hochspannungskabel in der Nähe oder über unserem Haus und vieles andere mehr.

Wir kennen die Störungen an elektrischen und elektronischen Geräten, die durch Interferenzen verursacht werden. Warum sollte das beim Menschen anders sein?

Wenn wir einen Menschen in einem elektrisch abgeschirmten Raum mit Handelektroden an einen Oszillographen anschließen, sehen wir eine saubere Sinuskurve. Verläßt er diesen Raum, werden alle Fremdfrequenzen der Atmosphäre auf seine Sinuskurve *aufgetriggert*. Bei einem Radiogerät würde das zu einem Pfeifen und Summen führen und einen Empfang unmöglich machen.

Auch der menschliche Organismus wird, vergleichbar durch solche Einflüsse, zum *Quietschen und Summen* gebracht.

Wir gewinnen immer neue Erkenntnisse über die Rolle, die die elektrischen und magnetischen Potentiale unseres Umfelds in ihrer Wirkung auf den menschlichen Organismus haben.

Umso wichtiger ist es, ein biologisch-energetisches System, wie es der Mensch nun einmal ist, gegen die Vielzahl von solchen Einflüssen, denen er ausgesetzt ist, abzuschirmen oder die verursachten Störungen, z.B. durch den *animalischen Magnetismus*, wieder auszugleichen. Nur so können wir den von der Natur ursprünglich vorgegebenen und normalen Ablauf biologischer Funktionen gewährleisten.

In den Bereich der bioenergetischen Betrachtungen gehört auch die Aura aller Dinge und insbesondere des Menschen. Naturforscher verschiedener Länder bemühen sich seit vielen Jahren, dieses Phänomen zu erklären und verständlich zu machen, wobei die verbesserten technisch-physikalischen Meßmöglichkeiten eine günstigere Ausgangssituation bieten.

Als *Aura* bezeichnen wir heute das magnetische Energiefeld, das jedes Objekt und jedes Subjekt – Mensch, Tier, Pflanze oder Mineral – einhüllt. Es ist vollkommen egal, ob es sich um mineralische, vegetabile, animalische oder menschliche Substanzen handelt. Alle haben ein gemeinsames *aurisches Reich*. Es kann davon ausgegangen werden, daß jede Substanz, lebend oder nicht lebend, eine Aura hat, die der ihm innewohnenden *Lebenskraft* entspricht und als energetisches Gesamtspektrum ein vollständiges und umfassendes Bild des Subjekts oder Objekts gibt. Wir können die aurealischen Abstrahlungen durch die Kirlianfotografie optisch darstellen.

Es ist weitgehend unbekannt, daß bereits im Jahre 1906 Reinhard Gerling unter dem Titel »*Der Heilmagnetismus*« elektrografische Aufnahmen und elektrophysikalische Messungen des menschlichen elektrischen Potentials veröffentlichte. Er nannte es
*Aura-Od* und schrieb dazu:

> *»Wir haben gefunden, daß das Od eine bisher unbekannte Kraft ist, eine Dynamide, die zwischen Magnetismus und Elektrizität steht und zu all diesen Kräften Beziehung hat, ohne jedoch mit denselben gleicher Art zu sein. Od ist ein in der gesamten Natur alles mit unaufhaltsamer Kraft rasch durchdringendes und durchströmendes Dynamit und die Erzeugungskraft all jener physiologischen Erscheinungen, die man tierischen oder Lebensmagnetismus nennt. Das eine, das Od, gehört in die Physik und bezeichnet eine Weltkraft. Das andere, der Lebensmagnetismus, ist eine spezielle Form der Anwendung. Diese Kraft gehört in die Therapie und in die Heilkunde.«*

Insbesondere Russen und Amerikaner forschen seit vielen Jahren intensiv nach diesen geheimnisvollen Kräften. Von ihnen kommt die Erklärung, daß Pflanzen, Tiere oder Menschen nicht nur aus einem materiellen Körper mit Zellen, Molekülen, Atomen bestehen, sondern jedes Wesen auch einen Energiekörper hat, der als *Bioplasma* bezeichnet wird. Sie wiesen nach, daß alles Lebendige von einem Energiefeld durchdrungen ist, das mit hochempfindlichen Geräten noch vier Meter vom Körper entfernt gemessen werden kann. Dieses Energiefeld ist nicht konstant, sondern verändert sich bei Freude, Angst, Trauer oder bei körperlichem Unwohlsein.

Energetische Kraft fließt nach bestimmten Regeln in einem unsichtbaren Leitungsnetz in und um unseren Körper herum, gibt jeder Zelle immer wieder neue Kraft und wird normalerweise automatisch gesteuert und geregelt. Durch unterschiedliche Einflüsse von innen wie auch von außen kann es zu Störungen im Leitungsnetz kommen. Der geregelte Fluß dieser Energie wird dann blockiert oder fehlgelenkt. Solche Störungen können z.B. durch die Akupunktur beseitigt werden, die die Meridiane als das Leitungsnetz dieser Energie und in den Akupunkturpunkten Relaisstationen zu ihrer Umschaltung sieht.

Wir wissen, daß die Informationsübertragung im lebenden Organismus durch elektrische bzw. elektromagnetische Signale (Popp) erfolgt, ohne die kein Leben möglich ist.

Kranke Zellen sind offenbar nicht unwiderruflich im pathologischen Zustand verhaftet. Eine kranke Zelle scheint durch bestimmte

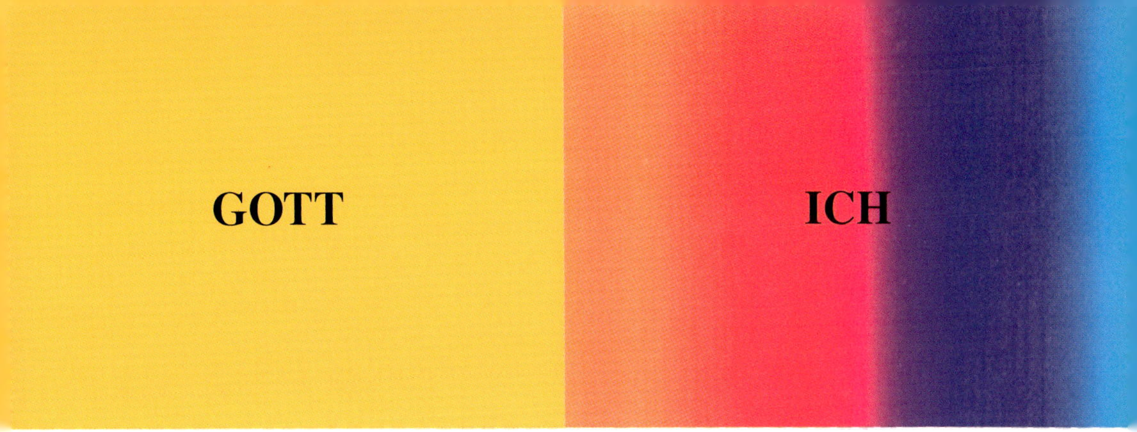


**Farbkarten Herzensmeditation zum Buch**
**„Entdecke den Therapeuten in Dir, Band I Magnetopathie“**
**(siehe Seite 270 bis 276)**
**Verlag für Wissenschaft und Medizin AG, Zürich**

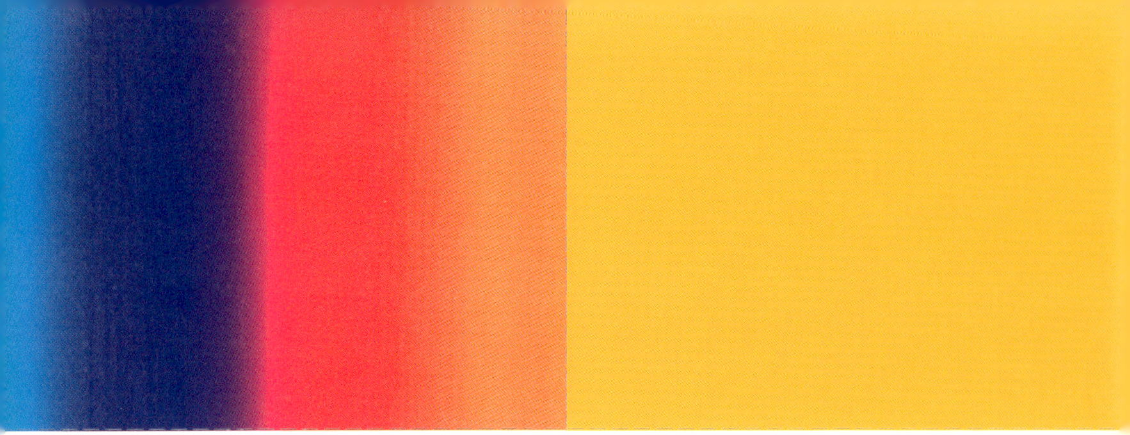

Freiheit

Stärke

Zuwendung

Sicherheit

Freude

Gesundheit

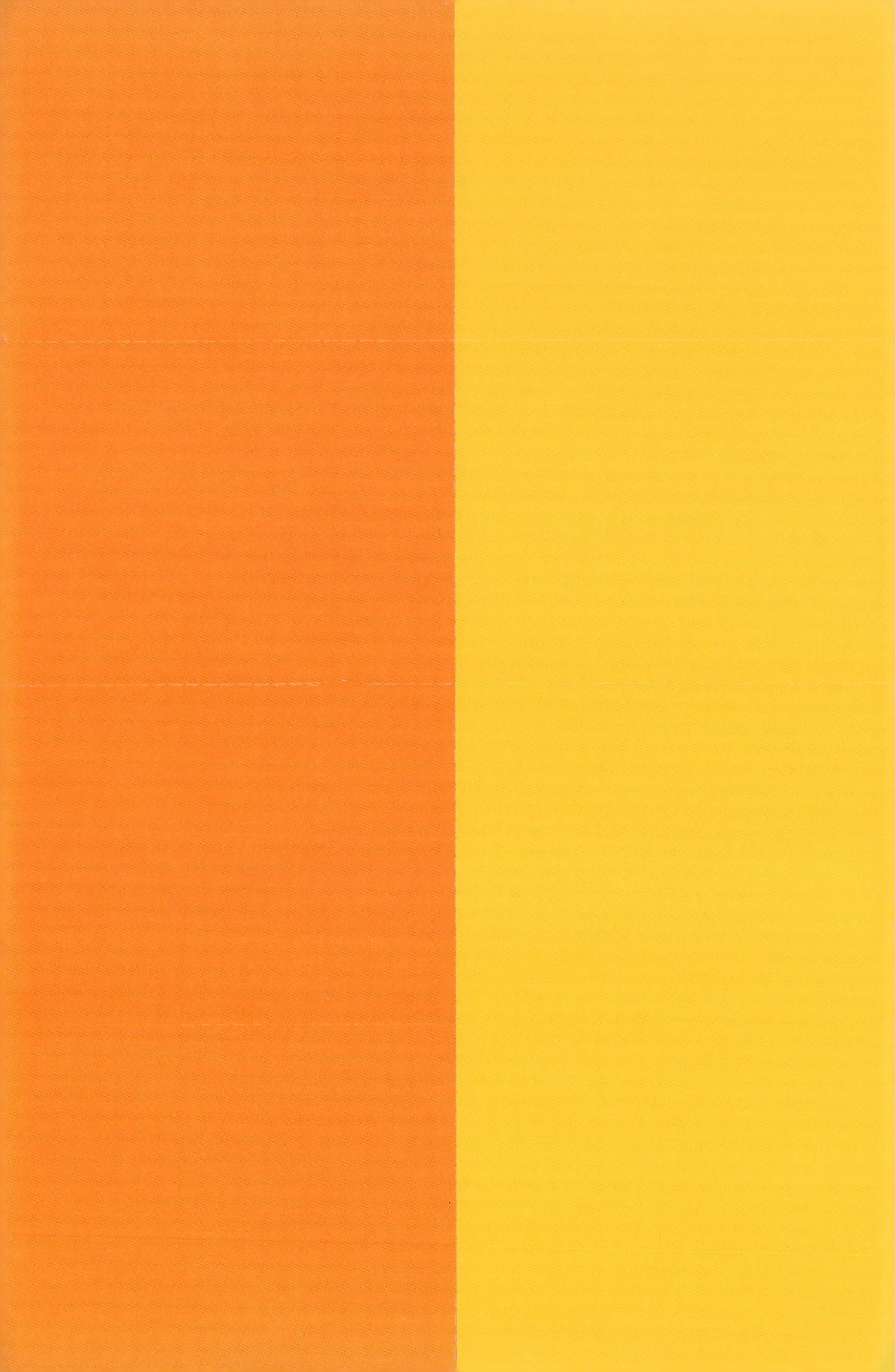

Glück

Glauben

Harmonie

Selbstlosigkeit

Frieden

Güte

Hinwendung

Loslassen

Liebe

Schmerzfreiheit

Ausgleich

Vertrauen

Ausgleich

Verständnis

Steuerimpulse durchaus die Möglichkeit zu haben, in den normalen Zustand zurückzukehren.

Das ist nach heutiger Erkenntnis durch elektrische Reize allein nicht zu erreichen, jedoch haben umfangreiche Versuche mit elektrochemischen bzw. elektromagnetischen Therapien erfolgversprechende und richtungsweisende Reaktionen gezeigt. Danach sind diese Verfahren offenbar in der Lage, das zelluläre Terrain für eine Heilung zu ebnen. Ich verweise auf die Forschungen von Prof. Nordenström vom Karolinska Institut in Schweden u. a.

Es werden durch die Hände, durch die Annäherung von zwei Körpern, durch den Kontakt mit bestimmten Gegenständen oder auf gedanklichem Wege, durch Imaginationen, durch meditative Erfahrungen etc. informative Steuerimpulse gegeben, die einen Heilreiz auslösen. Es könnten so Heilungen, die durch imaginative Techniken, wie sie in den USA bei inoperablen Krebserkrankungen eingesetzt werden, verständlich werden.

Wir sprechen von dem »*HEILERPHÄNOMEN*«.
Es handelt sich dabei offenbar um eine besondere Form elektromagnetischer Resonanzen. Man nimmt an, daß – ähnlich der Induktionstherapie – geeignete Schwingungen den Körper zur Resonanz anregen. Es kommt dabei nicht nur zu einer Übertragung auf das Wasserstoff-Ion als Zielteilchen, sondern in gleicher Weise auch auf andere wichtige biologische Ionen, bestimmte Moleküle, Enzyme oder Peptide.

Der Heiler lokalisiert den pathologischen Befund, indem er mit den Händen vom kranken Gewebe Signale empfängt, die sich von denen gesunder Zellen unterscheiden. Dieser unterschiedliche Zustand könnte sich durch eine Abweichung von der normalen Anzahl von Ziel-Ionen oder Ziel-Teilchen oder durch eine Veränderung ihres Bindungszustandes ergeben. Interessant ist, daß sich Abweichungen auch in Form unterschiedlicher elektrischer oder thermischer Hautoberflächenpotentiale meßtechnisch darstellen lassen und nachweisbar sind.

Das zur Wiederherstellung notwendige elektrische oder elektromagnetische *Entdifferenzierungssignal* muß stärker sein als die krankmachende Information. Wir können davon ausgehen, daß der menschliche Körper ein biochemisches Steuerungssystem hat, in dem auch noch schwächste elektrische Potentiale auf bestimmte Zellen wirken und diese in den Normalzustand zurückführen können (Progress against Cancer, Dr. John C. Bailer).

In einem der bedeutendsten neurophysiologischen Laboratorien Spaniens, dem Centro Ramon y Cajal, wurden Untersuchungen über die direkte Wirkung elektrischer Stimulationen auf das Gehirn ohne die Implantation von Elektroden oder Radioempfängern durchgeführt. Es ist bekannt, daß dabei z.B. Affen durch ELF-Magnetfelder (ELF = extremly low frequence) so manipuliert wurden, daß sie in Situationen, die normalerweise wache Aufmerksamkeit verlangt hätten, in Schlaf versetzt oder zu manischem Verhalten veranlaßt wurden.

In diesem Zusammenhang sind Forschungen aus den USA, Japan und China interessant, die sich mit der Messung des menschlichen Energiefeldes beschäftigt haben und die in Deutschland noch weitgehend unbekannt sind:

Dr. Barbara Arm Brennan, USA, Physikerin und Psychotherapeutin, maß zusammen mit Dr. Richard Dobrin und Dr. John Pierrakos bei einer Wellenlänge von 350 Nanometern die Lichtmenge in einem dunklen Raum vor, während und nach dem Aufenthalt von Personen in diesem Raum. Die Ergebnisse zeigten eine geringe Lichtzunahme, wenn jemand im Raum anwesend war. Nur in einem Fall verminderte sich die Lichtmenge, weil sich in dem Raum eine völlig erschöpfte und verzweifelte Person befand.

In Japan ist es Hiroshi Motoyama gelungen, an Menschen, die viele Jahre lang Yoga praktiziert haben, Lichtenergie zu messen. Er machte seine Untersuchungen in einer Dunkelkammer mit einer extrem lichtempfindlichen Kamera.

Dr. Zheng Rongliang von der Lanhöu Universität in der Volksrepublik China konnte die Lichtemission des menschlichen Körpers mit Hilfe eines hochempfindlichen biologischen Lichtdetektors messen, bestehend aus einer Blattader, die mit einem Photoquanten-Meßgerät für niedrige Lichtintensität verbunden war. Er bewies die Energiefeldemanation eines Qigong-Meisters und eines Hellsichtigen. Das Meßsystem zeigte die Strahlung in Form einer Pulsfrequenz an, die an der Hand gemessen wurde.

Vor einigen Jahren gab eine Gruppe sowjetischer Wissenschaftler des Bioinformationsinstituts von A. S. Popow in Moskau bekannt, daß lebende Organismen Energieschwingungen im Wellenlängenbereich von dreihundert bis zweitausend Nanometern abstrahlen. Sie nannten diese Energie *Biofeld* oder *Bioplasma*. Menschen mit einem hohen Bioenergietransfer zeigten ein sehr viel breiteres und stärkeres Biofeld. Diese Ergebnisse wurden von der Akademie für Medizinische Wissenschaft in Moskau bestätigt.

Dr. Valorie Hunt und andere an der Universität von Kalifornien in Los Angeles untersuchten die Wirkung von ROLFING (einer besonderen Form der ganzheitlichen Körpertherapie) auf Körper und Psyche. Während der ROLFING-Sitzungen wurden die Frequenzen von Körpersignalen aufgezeichnet. Zu diesem Zweck wurden Elektroden aus Silber/Silberchlorid an der Haut angebracht. Die Wissenschaftler analysierten mathematisch die aufgezeichneten Wellenmuster mit einer Fourier-Analyse (Frequenzanalyse). Die Untersuchung führte zu erstaunlichen Ergebnissen. Die Testpersonen erlebten je nach Körperteil, der mit ROLFING behandelt wurde, die verschiedensten Gefühle, Bilder und Erinnerungen, die sich auch meßtechnisch analog ausdrückten. Diese Ergebnisse erhärten die Ansicht Wilhelm Reichs, daß alle Erinnerungen an gemachte Erfahrungen im Körpergewebe gespeichert sind.

Wir können das menschliche Energiefeld, die elektrostatischen, magnetischen, elektromagnetischen, akustischen, thermischen und visuellen Komponenten des menschlichen Energiefeldes als elektrische oder magnetische Emanation des Körpers definieren und im Laboratorium messen.

Es ist möglich, daß die dabei ermittelten Frequenzen von höheren Frequenzen überlagert sind, die von den verfügbaren Instrumenten nicht erfaßt wurden.

Einige der Untersuchungen zeigen, daß das menschliche Energiefeld aus Elementarteilchen besteht, die sich wie Luft- oder Wasserströme verhalten. Diese Teilchen sind Ionen, d.h. elektrisch geladen und extrem klein, einigen Forschern zufolge sogar subatomar.

Den ionisierten Zustand nennen die Physiker *Plasma*. Dieses Plasma zeigt gewisse Gesetzmäßigkeiten. Physiker sind der Meinung daß es sich dabei um einen Zustand zwischen Energie und Materie handelt.

Viele Eigenschaften des menschlichen Energiefeldes, die im Labor gemessen wurden, verweisen auf einen fünften Zustand der Materie, den manche Wissenschaftler *Bioplasma* nennen.
Untersuchungen zeigen, daß das übliche Modell des Körpers als einer Einheit von unterschiedlichen Organen (wie z.B. dem Verdauungsorgansystem, dem cardialen System etc.) unzureichend ist. Es bedarf einer neuen Betrachtungsweise, die von einem organisierten Energiefeld ausgeht. Nach Dr. Valorie Hunt kann man den Körper *aufgrund seiner atomaren Zellstruktur unter dem Quantenkonzept der Energie betrachten*. Sie hält eine holographische Sichtweise des menschlichen Energiefeldes für adäquat.

Ähnliche Erkenntnisse habe ich bei meinen eigenen Untersuchungen in der täglichen Praxisarbeit gewonnen. Messungen der elektrischen Hautoberflächenpotentiale zeigten, daß die beim Patienten vor Befeldung mit elektrischen Potentialen bestimmter Frequenzen gemessenen Werte sich wesentlich von denen nach der Befeldung unterschieden. Objektiv vorher festgestellte disharmonische Meßdifferenzen waren nach ebenso magnetischen Befeldung ausgeglichen. Subjektiv sprachen alle Patienten von einem deutlichen Wohlbefinden. Die gleichen positiven Meßergebnisse zeigten sich bei der energetischen Zustandsermittlung durch die *Kirlian*-Fotografie.

Immer ergab sich eine Gesamtharmonisierung aller elektrischen Hautoberflächenpotentialwerte, auch dann, wenn nur bestimmte Körperteile durch Befeldung oder Handmagnetismus beeinflußt wurden.

Ich bin sicher, daß es sich bei der elektrischen Befeldung oder der magnetopathischen Behandlung mit den Händen um eine Einstrahlung in eben diesen *Bioplasma-Körper* handelt und das gesamte Energiepotential des Menschen auf diese Weise umfassend im Sinne einer Harmonisierung, einer Auflösung von Therapieblockaden beeinflußt wird. In vielen Fällen setzten sich bei den behandelten Personen spontan zusätzlich psychische Störfaktoren aus alten Erlebnispotentialen frei, zu denen sie im realen Bewußtsein glaubten, keinen Zugang zu haben.

Das elektrische Feld des Menschen besitzt offenbar einen hohen Grad an organisatorischer Komplexität. Forschungsergebnisse scheinen zu beweisen, daß es im Körper ein quasi *zweites Nervensystem* in Form eines elektrischen Leitungsnetzes gibt. Es könnte zwischen den perineuralen Zellen und dem körperlichen *Stromnetz* eine Interaktion bestehen. Chemische *Stoffe* wie z.B. Medikamente scheinen dagegen nicht in der Lage zu sein, Information zu erzeugen oder zu transportieren.

Für eine reibungslose Funktion des menschlichen Organismus ist es wichtig und notwendig, daß die elektrischen und elektromagnetischen Potentiale des menschlichen Körpers weder von außen noch von innen gestört werden.

Nach bisher vorliegenden Erkenntnissen kommen die Steuerimpulse offenbar von der DNA (Desoxyribonuclein acid), die aufgrund ihrer Molekularstruktur als räumliche Antenne zu fungieren scheint.

Der menschliche Organismus ist heute in ganz besonderem Maß allen möglichen Fremdfrequenzen und Fremdfeldern ausgesetzt (extreme low frequency, Hochleistungsstrahlungen von Fernseh- und Radiostationen, von Funknetzen, Mikrowellenherden und anderen Haushaltsgeräten, Hochspannungsleitungen etc.), die ohne Zweifel, wenn auch noch nicht genügend geklärt, einen krankmachenden, zumindest einen schädigenden, in jedem Fall aber einen störenden Einfluß ausüben. Mit diesen Wellen und Feldern scheint der menschliche Organismus eine Interaktion einzugehen mit der Folge von unterschiedlichen Störungen, ohne daß sich der einzelne selbst der Ursachen bewußt wird.

Neben diesen von außen wirkenden Störungen ist auch jeder Gedanke und jedes Gefühl ein informativer Impuls für den menschlichen Organismus. Dabei müssen wir davon ausgehen, daß das diese Emotionen nicht nur in unserem Gehirn, sondern auch in jeder unserer über 50 Billionen Zellen gespeichert sind und von hier reaktiv werden.

Die Sphäre ist als ein Quantenfeld ein einziger organisierter und intelligenter Organismus. Störungen, z.B. Krankheit, wie wir sie heute in zunehmendem Maß wahrnehmen, sind sicherlich auch eine *physikalisch-elektrisch-informative* Reaktion auf von uns verursachte bio-sphärische Verunreinigungen.

Jeder Teil des Kosmos steht mit dem anderen, unabhängig von Zeit, Raum und Entfernungen, in Kontakt. Durch verschiedene äußere und innere Einflüsse erklärt sich das unterschiedliche elektrische und magnetische Potential des Menschen. Die Folge sind ein stetiger Wandel unserer körperlichen und seelischen Befindlichkeit.

Die Messung von Gedanken und Gefühlen, z.B. durch das EEG, ist bisher noch nicht möglich. Wohl aber können wir die Reaktionsmuster des Gehirns auf Gefühle und Gedanken weitgehend erfassen.

Wir können in der Medizin-Technik durch eine PET (Positronen-Emissions-Tomographie) die Auswirkungen von Gefühlsregungen oder Wahrnehmungen unserer Sinne im Moment ihrer Entstehung durch radioaktiv markierte biochemische Substanzen graphisch darstellen. Dieses Verfahren gibt uns jedoch weder Aufschluß über Existenz und Sitz eines *Gedanken- oder Gefühlsorgans*, noch sagt es uns etwas über die Qualität und Art unserer Gedanken.

Sehr wohl aber unterstreicht es den massiven Einfluß und die Prägung unseres Organismus durch Denken und Fühlen. Da solche Vorgänge durch physikalisch-elektrische Geräte dargestellt werden können, beweisen sie ihren *elektrischen Charakter*.

Eine *Deprogrammierung* der DNA aus elektrischen *Störfrequenzen* als Ursache für eine Krankheit kann nicht ausgeschlossen werden.

Ausführliche Untersuchungen haben gezeigt, daß durch den Einsatz einer elektrischen oder magnetischen Befeldung ein deutlicher Einfluß auf den Organismus ausgeübt werden kann, der sich im EEG darstellt. Dabei wird auch ein Einfluß auf das Denken und Fühlen beobachtet. Durch die elektrische Befeldung oder magnetische Behandlung wird offenbar eine Rückführung in den *Sollzustand* herbeigeführt, die nicht nur die Körperorgane in notwendige Abläufe zurückführt, sondern auch die Gefühle und die Gedanken in eine harmonische Beziehung zum Organismus setzen. Die Persönlichkeitsstruktur des einzelnen wird dabei nicht berührt, befähigt ihn aber zu einem angemessenen, ausgeglichenen Reaktionsverhalten. Die *Neurotransmitter oder Botenstoffe* spielen bei diesem Geschehen eine bedeutsame, vielleicht sogar die entscheidende Rolle.

Die Möglichkeit, durch gezielte elektrische Befeldung oder magnetische Behandlung eine gewollte Richtung – Anregung oder Beruhigung – zu erreichen, ist das Wesentliche. In jedem Fall ist diese Art der Therapie ein Informations-Impuls, um sich auf den ursprünglich vorhandenen, also auf den gesunden und ungestörten menschlichen Ursprungszustand zurückzubesinnen.

Mit Sicherheit können wir kein neues Reaktionsmuster erzeugen. Wir können aber, wie es scheint, verschüttete oder blockierte Funktionen oder Anlagen befreien. Die durch das EEG objektiv bewiesenen aktivierten Änderungen teilen sich oft auch schlagartig dem Behandelten in subjektiven Empfindungen mit.

Mit der elektrischen Befeldung oder magnetischen Behandlung wird versucht, dem Menschen in seiner Gesamtheit Anstöße zu geben, in die ihm eigenen harmonischen, gesunden Prägungen zurückzufinden oder sie erstmals zu erleben. In allen Fällen scheint eine Stabilisierung einzutreten. Es kommt außerdem zu antidepressiven, antriebssteigernden, entspannenden und schlaffördernden Reaktionen.

Wenn man die Vorstellung akzeptiert, daß Verhaltensstörungen und in Folge dessen auch Krankheiten primär (ursächlich) eine elektrische, sekundär eine chemische Grundlage haben, ergibt eine wie mit der E-Befeldung durchgeführte Therapie zur Regulierung der endokrinen Vorgänge einen Sinn. Wir müssen davon ausgehen, daß die Endorphine dabei eine wesentliche Rolle spielen. Versuche haben gezeigt, daß nach einer gezielten Elektrostimulation der Endorphingehalt im Blut um das Dreifache anstieg.

Man kann unterstellen, daß das Gehirn als internes Kommunikationssystem Impulse auf einer bestimmten Frequenz erzeugt. Werden diese Frequenzen gestört, kommt es zur Krankheit. Also muß man zu dem Schluß kommen, daß viele Störungen, also Krankheiten, hormonell-neurovegetativ verursachte Symptome sind, die in einer Disharmonie der übergeordneten Steuerungszentren (Hypophyse, Hypothalamus) und der Neurotransmitter ihre Ursache haben.

Viele psychische Belastungen lösen hormonelle Störungen aus, wie auch hormonelle Störungen zu psychischen Verstimmungen führen können.

Autogenes Training nach Schultz, Hypnose, Meditation, Visualisierung, Imagination und auch die Befeldung mit elektromagnetischen Impulsen sind offenbar Maßnahmen, die auf solche Störungen einen harmonisierenden Einfluß ausüben können. Eine Reihe von Untersuchungen anhand von Hautoberflächenpotentialmessungen die starke Abweichungen der einzelnen Meßpunkte zeigten, erbrachten tatsächlich schon nach einer Befeldung mit elektromagnetischen Feldern von ca. 5 Minuten Dauer einen fast vollständigen Ausgleich der Potentiale der einzelnen Meßpunkte, der sich nach ca. 10 Behandlungen im Laufe von zwei Wochen stabilisierte.

Durch Blutuntersuchungen wurde fast übereinstimmend ermittelt, daß sich nach einer Reihe von elektromagnetischen Befeldungen stark erhöhte Cholesterinwerte normalisieren, der pH-Wert auf die Norm einpendelt, der Sauerstoff-Partialdruck auf der venösen Seite sinkt und auf der arteriellen Seite steigt. Es kommt zu einer deutlich besseren Durchblutung der Extremitäten.

Die Ausscheidungsvorgänge über den Darm und die Nieren nehmen zu, das subjektive Wohlbefinden erhöht sich, die körperliche und psychische Belastbarkeit steigt, psychische Altbelastungen werden unmittelbar oder durch Traumerlebnisse bewußt, Therapieblockaden werden beseitigt, Schmerzen gehen in vielen Fällen spontan zurück oder werden nach einigen Behandlungen beseitigt oder zumindest stark abgemildert. Solche und ähnliche Erfahrungen wurden immer wieder von mir und anderen gemacht.

Jedoch möchte ich damit nicht behaupten, in diesem Verfahren eine Möglichkeit gefunden zu haben, andere Therapieformen in jedem Fall unnötig werden zu lassen. Zu viele noch nicht erforschte Faktoren können für unterschiedliche Reaktionen Veranlassung sein. In jedem Fall aber scheinen die Ergebnisse zu rechtfertigen, daß dieses Verfahren, ohne daß ein Schaden entstehen kann, in Verbindung mit anderen Therapien eingesetzt wird.

Weltweit wird über die unterschiedlichen elektrischen, elektromagnetischen, akustischen und elektrochemischen Einflüsse auf den menschlichen Organismus geforscht. In vielen Fällen scheitert man, weil man in Fragestellungen eingeengt ist, die von der etablierten Meinung bestimmt werden. Freie Forschung wird durch das, was sein darf, beschnitten.

Es muß gefordert werden, dem menschlichen Hirn Freiheiten im Denken zuzugestehen und ihm auch das Recht auf intuitive Erkenntnisse zu erlauben. Beides schließt dabei einander nicht aus.

Kant nannte den fixierten Weg *unsere selbstverschuldete Unmündigkeit*. Die alte Art zu denken verpflichtet uns oft zu einem patriarchalisch-einseitigen Denken, bei dem es nur eine einzige Realität gibt. Die wirklichen Möglichkeiten unserer Zeit liegen dagegen häufig im Wissen um die Kombinationsvielfalt, die alle die Freiheit in sich bergen, zu einem neuen *Realitätsdesign* zu kommen. Wir müssen uns darüber klar sein, daß Erkenntnisse, die wir bei Arbeiten über diese Zusammenhänge gewinnen, Änderungen und Einschnitte für unser Leben zur Folge haben können. Es wird allerdings wenig nützen, wenn wir bewußt, aus welchen Gründen auch immer, die Augen davor verschließen.

Ich gehe davon aus, daß die Therapie mit biophysikalischen Signalen unter besonderer Beachtung quantenphysikalischer Gesichtspunkte ein wesentlicher Teil der Behandlungsform der Zukunft sein wird.

Die Entwicklung in neue Bewußtseinsräume wird weitergehen. Es gilt, die noch nicht erkannten Probleme bewußt zu machen und damit eine Kettenreaktion vieler neuer *Realitäten* zu bewirken.

Wir müssen, um in diesen Richtungen weiter zu kommen, lernen, freier zu denken. Wir sind heute für unser Leben aufgefordert, eine andere Identität zu entwickeln, wenn wir auf Dauer überleben wollen. Jede weitere Ignoranz natürlicher Abläufe, ob sie uns nun passen oder nicht, führt zu einer Überheblichkeit, die nicht nur uns als Menschen, sondern auch unsere Umwelt in Gefahr bringt.

Wir müssen uns dabei aus einem gewissen eingeschränkten Bewußtsein befreien, um uns nicht ein gigantisches Spektrum zu verbauen.

Besonders umfangreich wird in Amerika und in England an dieser Aufgabe geforscht. Das British National Health Institut arbeitet bereits seit einigen Jahren auf diesem Gebiet und ist insbesondere bei der Schmerztherapie erfolgreich.

Ich selbst verfüge über viele Jahre praktischer Erfahrung durch meine Arbeit mit verschiedensten Krankheitszuständen. Ich habe auf alle diese Dinge hingewiesen, um Denkanstöße zu geben. Dieser Abschnitt soll zum Wohle des Einzelnen vieles verständlicher, faßbarer, begreifbarer machen. Schließlich sollten wir uns damit abfinden, daß wir letztlich noch nicht alles begriffen haben und vielleicht auch niemals alles begreifen werden. Zu allen physikalisch-wissenschaftlichen Erklärungen gehört immer ein Großteil Philosophie.

Auch die großen Physiker unserer Zeit wie Einstein oder sein persönlicher Freund und sachlicher Gegner Niels Bohr hatten nie die Absicht zu philosophieren. In ihren langjährigen Denkprozessen wurde ihnen die Philosophie geradezu aufgenötigt, da sie sich mit den Fragen um diese Welt und mit der Stellung des Menschen in dieser Welt immer wieder beschäftigen mußten. Sie waren davon überzeugt, daß über aller sichtbaren äußeren Welt eine göttliche Instanz oder Kraft, wie immer wir sie nennen mögen, stehen müsse. Auf dem berühmt gewordenen Solvey Kongreß 1927 in Brüssel sagte Einstein: »Gott würfelt nicht.«

Niels Bohr antwortete: *»Es kann nicht unsere Aufgabe sein, Gott vorzuschreiben, wie er die Welt regieren soll.«* Auch Heisenberg hat immer wieder aus einer Intuition heraus, also nicht nur auf dem logisch-deduktiven Denken aufbauend, seine Ergebnisse erfaßt und erst hinterher in die angezeigte mathematische Formel gebracht.

Dieses Abgleiten in religiöse, philosophische Gedankengänge soll für Sie nicht Veranlassung sein anzunehmen, daß die dargestellten Verfahren religiös-dogmatischen Ideen unterworfen sind. Ich möchte damit zum Ausdruck bringen, daß auch Wissenschaftler, die mit den größten Möglichkeiten des Erfassens und Erkennens ausgestattet waren, sich zu den Grenzen des Wissens bekannt haben. Da, wo sie merkten, daß die Tür des weiteren *Wissens* nicht aufgestoßen werden konnte, zumindest nicht in diesem Moment, haben sie dies akzeptiert. Immer war ihnen bewußt, daß sie und ihre Forschungen eingebettet waren in ein allumfassendes Ganzes. Es ist dabei eine Frage der persönlichen Auffassung, das Allumfassende als Gott, Natur, All, Kosmos oder wie auch immer zu bezeichnen.

Auch wenn wir heute noch nicht alles über den Magnetismus und seine Einsatzmöglichkeiten kennen, können wir seine vielfältigen Wirkungen auf den Menschen und unterschiedliche Substanzen nicht leugnen.

Dieses Wissen, insbesondere auf dem Gebiet der Medizin, muß für jeden verantwortungsbewußten Therapeuten Veranlassung sein, sich damit ausführlich auseinanderzusetzen, um es in seine Behandlungsmethoden zum Wohle der Patienten einzusetzen. Aber auch jeder Nichtmediziner hat die Möglichkeit, von diesen

Kenntnissen zu profitieren und sie in der Vorsorge oder bei Erkrankungen zu verwenden.

Um Mißverständnisse zu vermeiden:

In der Medizin hat es sich eingebürgert, nicht immer zwischen elektrischen, magnetischen und elektromagnetischen Prozessen zu unterscheiden und aus historischen Gründen der Einfachheit halber dafür das Wort Magnetismus zu übernehmen. Ebenso ist es in diesem Zusammenhang üblich, allgemein vereinfachend von positiven und negativen Polaritäten, Feldern und Magnetisierungen zu sprechen.

Das ändert natürlich nichts daran, daß die beschriebenen Beobachtungen physikalisch meßbar bestätigt werden können:

A) Wasser bekommt, wenn es einem Magnetfeld ausgesetzt wird, wie wir spektrometrisch im Infrarotbereich nachweisen können, eine andere Oberflächenspannung. Inwieweit sich dieser Umstand auf die Molekularstruktur des Wassers auswirkt und was dadurch im Wasser geschieht, ist jedoch noch weitgehend unbekannt. Wenn wir nun bedenken, daß der menschliche Organismus sehr viel Wasser beinhaltet, so kann man sich unschwer der Bedeutung dieser Feststellung entziehen.

Magnetisiertes Wasser wird für die Entkalkung von verkalkten Boilern oder Leitungen eingesetzt. Durch die veränderte Oberflächenspannung dieses Wassers werden die festen und harten kristallinen Ablagerungen im Boiler oder dem Leitungsnetz, in Abhängigkeit von ihrer Dicke und der Menge durchfließenden magnetisierten Wassers, pulverisiert und können ausgeschwemmt werden.

Wenn der menschliche Organismus in gleicher Weise einem Magnetfeld ausgesetzt wird, scheint sich auch in den Gefäßen das gleiche zu wiederholen, nämlich der Abbau von unterschiedlichen Ablagerungen durch Veränderung der kristallinen Struktur der Festkörper an den Gefäßwänden.

B) Wenn dem Menschen Blut entnommen wird, dieses, vom Plasma getrennt, auf einen Objekträger aufgebracht wird, kann man unter dem Mikroskop feststellen, daß sich alle Blutzellen als Folge einer Polarisation und Magnetisierung des eingebundenen Eisens und bestimmter Ionen in eine einheitliche Richtung orientieren.

Wir wissen aus der Physik, daß in eine Richtung wirkende Energien den Energiezustand potenzieren. Wir machen uns dieses Wissen z.B. in der Lasertechnik zunutze. Das Licht einer normalen Glühlampe von 25 Watt ist häufig zu schwach, um dabei arbeiten zu können. Ein Laser, also eine Lichtquelle, die sich u. a. durch streng parallel ausgerichtetes Licht auszeichnet, würde bei ebenfalls 25 W zum Zerschneiden von Metall genügen.

Aus dieser Erkenntnis ist zu folgern, daß wir uns bei der Behandlung mit Magnetismus und damit einer Energiestimulation immer eines *ausgerichteten* Feldes bedienen müssen und kein Magnetwechselfeld Verwendung finden kann. Gleichzeitig macht es auch verständlich, daß wir beim Handmagnetismus die Gesetze der Polarität beachten müssen.

C) Wir wissen, daß ein negatives Magnetfeld einen wachstumshemmenden Einfluß auf Bakterien ausübt und gleichzeitig eine schmerzstillende Wirkung hat. Bei Wunden können wir durch eine Befeldung mit negativem Magnetismus wesentlich zur Heilung der Entzündung beitragen.

Es kommt nachgewiesenermaßen unter einem Magnetfeld zu einer schnelleren Regeneration beschädigter Zellen. Ich habe in der Praxis immer wieder feststellen können, daß eine Therapie mit einem positiven Magnetfeld eine sehr schnelle und durchgreifende Heilung erbrachte, wenn die Entzündung infizierten Gewebes zuvor durch die Befeldung mit negativen Feldern beseitigt wurde.

Immer muß jedoch in solchen Fällen mit einer negativen Befeldung begonnen werden, da es sonst zu einer Verschlechterung der Entzündung kommt.

Die negative Befeldung hat demnach eine *sedierende (beruhigende)* und die positive eine *tonisierende (anregende)* Wirkung.

Wie immer wir mit Magnetismus arbeiten, diese Regel sollte unbedingt beachtet werden.

D) Sehr heilsam kann der Magnetismus auch bei Krebserkrankungen eingesetzt werden. Schon Prof. Dr. Dr. P. G. Seeger an der Charité in Berlin hat mit seinen Mitarbeitern auf diesem Gebiet geforscht und kam zu bahnbrechenden Entdeckungen, die leider von der heutigen Medizin vollkommen vernachlässigt werden.

Die Krebszelle hat ein vermindertes Membranpotential und eine verringerte Amplitude der Zellschwingung. Das Zellmembranpotential der Krebszelle beträgt etwa (–) 6 – 10 mV, während das einer gesunden Zelle ca. (–) 70 – 75 mV mißt. Die Diffusion von Sauerstoff durch die Membran ist dadurch stark eingeschränkt oder im Extremfall gar nicht mehr gegeben, so daß es zu einer *Selbstzerstörung* durch $CO_2$ kommt.

Interessant ist in diesem Zusammenhang, daß die Schwingungsintensität und negativ-polare energetische Abstrahlung der Nachbarzellen einer solch sterbenden Zelle größer wird. Wir müssen das quasi als Hilfeleistung zum Überleben der erkrankten Zelle deuten. Ob das gelingt, ist in der Mehrzahl der Fälle von der Gesamtkonstitution des einzelnen abhängig.

Wenn wir nun diesen ohnehin schon so stark belasteten Organismus zusätzlich mit Medikamenten traktieren, ohne vorher das Zellmembranpotential wieder aufgebaut zu haben, kann es zu keiner Heilung kommen. Ich weise hier auch auf die Arbeiten von Prof. Küster der Uni Frankfurt aus den Jahren 1936 – 1941 hin. Er war der Meinung, daß in der negativen

Ladungszufuhr, z.B. über negative Luftionisation, ein wirksames Krebsheilmittel zu sehen ist.

Wir können davon ausgehen, daß ein wie immer gearteter Krebserreger, wenn wir ihn einmal gefunden haben, erst dann zu einer Krebserkrankung führen kann, wenn das Terrain in Form einer eingeschränkten energetischen Kapazität der Zellen gegeben ist. Forschungsprogramme mit Magnetfeldern bei Krebserkrankungen sowie Erfahrungen, die ich in meiner eigenen Praxis in der Behandlung der verschiedensten Krebserkrankungen in unterschiedlichen Stadien mit einer Magnetfeldtherapie gemacht habe, beweisen diese Theorie; zumindest kann die therapeutische Wirkung einer Energiestimulation durch negativen Magnetismus auf Basis dieser wissenschaftlichen Erkenntnisse nicht verneint werden. Dies um so mehr, als es sich um eine biologische Urenergieform handelt, die nicht schaden kann, wohl aber die Chance einer Heilung beinhaltet. Das soll nicht heißen, daß der Einsatz von Magnetismus für sich allein eine schlüssige und in jedem Fall wirksame Krebstherapie ist. Sehr wohl aber ist es eine Behandlungsform, die dafür sorgen kann, daß andere spezifische Maßnahmen greifen können.

Dies beschränkt sich nicht nur auf den Elektro-Magnetismus, sondern auch auf die magnetopathische Unterstützung durch die Behandlung mit den Händen, den sogenannten *animalischen Magnetismus* (aus dem Lateinischen von *Anima = die Seele, einer energetischen Urform, die jedem Menschen eigen ist*).

Die Erfahrungen, die mit dem Magnetismus beim Menschen gemacht werden, können wir in gleicher positiver Form auch bei Tieren und Pflanzen feststellen. Das Argument einer suggestiven Beeinflussung kann daher nicht greifen.

> Das bei ernsthaften Erkrankungen einzusetzende *maschinell erzeugte Magnetfeld* kann immer nur vom geschulten Therapeuten verabreicht werden. Der animalische Magnetismus oder der von bestimmten statischen Magneten kann dagegen bedenkenlos von jedem einzelnen, wenn er sich an die Regeln hält, eingesetzt werden.

Wir können über die Behandlungen mit den Händen ein gestörtes energetisches System ausgleichen bzw. in seinen gesunden Ursprungszustand zurückversetzen. Durch die Behandlung, wie sie in diesem Buch dargestellt wird, werden falsche oder blockierte Schaltkreise reguliert und »Relais« wieder in Funktion gesetzt.

Jede Funktionsstörung im menschlichen Organismus ist zunächst einmal falsch geleitete Energie – ein Zuviel oder Zuwenig. Spektakuläre Berichte von *Wunderheilungen* durch magnetische Kräfte, die von den Händen einzelner Menschen ausgehen, erregen immer wieder die Gemüter. Solche Phänomene sind nicht neu, es hat sie immer gegeben. Wir haben das nur vergessen, verleugnet oder ignoriert. Wir haben viel Not zugelassen, die wir in vielen Fällen hätten vermeiden können.

Magnetische Heilmöglichkeiten hat jeder Mensch. Er muß sich dieser Tatsache nur bewußt werden. Jeder kann seine eigene

Lebenskraft, d.h. die ihm innewohnenden elektromagnetischen Kräfte, selber spüren und in einem Experiment feststellen:

> Reiben Sie die Innenflächen Ihrer Hände fest gegeneinander, nehmen sie auseinander und bewegen sie dann wieder aufeinander zu. In einem unterschiedlichen Abstand beider Hände zwischen ca. 5 – 20 cm können Sie Reaktionen in den Handinnenflächen feststellen, die sich als Kribbeln, leichtes Vibrieren oder als Temperaturunterschied, kalt oder warm, darstellen. Wenn nun zwei Personen die Innenflächen ihrer Hände, wie beschrieben, zusammenreiben und die zweite Person eine Hand zwischen die beiden Hände der ersten hält, so werden Sie ebenfalls innerhalb kurzer Zeit Kribbeln, Wärme oder Kälte oder ähnliches verspüren. Die Daumen beider Partner sollten dabei in die gleiche Richtung weisen.

Interessant ist, daß in den meisten Fällen die gleichen Stellen in den Händen beider Personen ähnliche Reaktionen zeigen. Die Reaktion kann unterschiedlich stark sein. In jedem Fall haben wir ein *fließendes* Gefühl, eine Empfindung, daß etwas geschieht.

Das alles scheint nach ganz bestimmten Gesetzmäßigkeiten abzulaufen. Der menschliche Körper hat offenbar wie die Erde oder metallische Magnete Nord- und Südpole, er hat auch seine ganz bestimmten positiven und negativen Ladungen. Wir sind heute in der Lage, solche Polaritäten und Ladungen mit besonders empfindlichen Geräten zu messen.

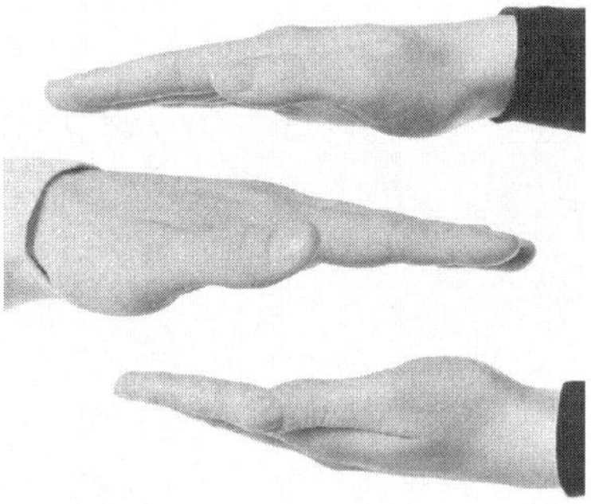

Auch Kinder können mit EAS behandelt werden, ich möchte sagen, gerade Kinder zeigen sehr positive Reaktionen. Man sollte hier jedoch besonders vorsichtig vorgehen. Kinder sind sehr feinfühlig. Ihr Körper und ihre Psyche sprechen sehr sensibel auf das EAS an. Man kann das gestörte Potential des Kindes besonders leicht ausgleichen.
Kinder lassen sich auch gerne auf diese Therapie ein. Sie empfinden sie als fließende Liebe und Zuwendung. Die Übungen machen ihnen meist Freude, da sie vollkommen schmerzlos sind und ihren besonderen Bedürfnissen nach Zärtlichkeit durch Berührung entgegenkommen.

Aber Kinder können nicht nur nehmen, sondern auch geben. Kinder können die Mutter, den Vater, die Geschwister durch die Übungen des EAS an ihrem intakten energetischen Kreislauf teilhaben lassen.

Vergessen wir nicht, daß Kinder genauso oder noch mehr unter den Belastungen des Alltags leiden. Ich empfehle, ihnen jeden Abend vor dem Zubettgehen eine EAS-Behandlung zur Harmonisierung zu geben. Sie werden merken, daß Ihr Kind dann ruhig und entspannt einschläft und Sie ihm ein ganz besonderes Gefühl des liebevollen Aufgehobenseins vermitteln. Das Kind merkt intuitiv, daß etwas von ihm genommen wird und etwas von Ihnen, als einem Gebenden, überfließt.

Besonders wichtig und wirksam ist das EAS in der Schwangerschaft. Ich arbeite mit einer ganzen Reihe von Gynäkologen zusammen, die dieses Verfahren werdenden Eltern anempfehlen. Es wird so vom ersten Moment an ein liebevolles Verhältnis zum werdenden Leben aufgebaut. Sie vermitteln dem Kind im Mutterleib Ruhe und Liebe.

Ich habe die Erfahrung gemacht, daß die Geburten bei Müttern, die mit EAS in der Schwangerschaft gearbeitet haben, sehr viel leichter verlaufen. Ich konnte eine Reihe von Kindern nun über ca. 10 Jahre in ihrer Entwicklung verfolgen, bei denen die Eltern in der Schwangerschaft EAS durchführten. Es sind alles ruhige, offene, harmonische Kinder mit einer großen Ausstrahlung und einem ganz offenen Verhältnis zu ihren Mitmenschen.

Bei alten Menschen sollten wir ähnlich vorsichtig wie beim Kind vorgehen. Da durch das EAS alte Blockaden gelöst werden können und so bestehende Prozesse wieder aktiviert werden können, kann es zu einer erhöhten Ausleitung von Giftstoffen kommen. Oft wird es für den älteren Menschen schwierig sein, solche massiven Reaktionen mental aufzufangen. Er wird sich zunächst unangenehm berührt fühlen. Deshalb ist es beim alten Menschen immer wichtig, ihn entsprechend aufzuklären und ihn in solchen Situationen zu begleiten. Es sollten, abhängig von der körperlichen und psychischen Verfassung, kurze Behandlungen, dafür öfter, durchgeführt werden. Wir sollten uns nicht durch Heilreaktionen, die sich als Erstverschlimmerung äußern, von der Behandlung abhalten lassen. Es geschieht immer etwas Positives.

Da das EAS Giftstoffe freisetzt, d.h. Toxine unterschiedlicher Art, sollte auf die Ausscheidung geachtet werden. Auf die Reinigungsmöglichkeiten des Körpers über den Darm und die Niere ist besonderer Wert zu legen. Unterstützende Maßnahmen zur Reinigung und Ausscheidung tun gute Dienste. Nach jeder Behandlung empfehle ich, viel zu trinken, warmen Tee, nie kalte Getränke, Erwachsene mindestens 3 Liter pro Tag.

Stuhl, Urin und Schweiß können in den Zeiträumen der Behandlung übelriechend werden. Das ist ein gutes Zeichen. Machen Sie gegebenenfalls für einen beschränkten Zeitraum eine Diät, die Sie mit Ihrem Therapeuten absprechen.

Nichts ist bei allen Übungen des EAS, aber auch im Leben generell, von so immenser Bedeutung wie das richtige Zulassen und Loslassen. Was aber haben wir unter solchen Begriffen zu verstehen?

Zulassen und Loslassen heißt, sich in Momenten, in denen unserem rationalen Tun Grenzen gesetzt sind, vom kritischen, logischen und analytischen Denken zugunsten der intuitiven Kreativität zu lösen.

Damit will ich sagen, daß immer dann, wenn wir merken, daß uns in unserem gewollten und beabsichtigten Tun Grenzen gesetzt werden, wir uns vertrauensvoll der intuitiven Kraft, der wir je nach Glauben unterschiedliche Namen geben können, ich nenne sie GOTT, überlassen dürfen und sollen.

Wir können uns der scheinbar verborgenen Welt durch unbewußt gespeicherte Erfahrungen, Erinnerungen in Bildern und Träumen nähern und so in tiefere Schichten unseres menschlichen Seins eindringen. Wir werden bereit, uns auf das einzulassen, was wir von der Natur her, unserem Wesen gemäß sind. Nur so können wir die Kräfte aus der Intuition und dem uns mitgegebenen Verstand miteinander verbinden und zu unserem Vorteil nutzen.

Nur dann, wenn wir das eine mit dem anderen jeweils zum richtigen Zeitpunkt miteinander verknüpfen können, setzen wir ein Optimum schöpferischer Aktivitäten frei.

Denken wir daran, daß das Leben mit seinen unterschiedlichen Facetten Übung sein kann und nur den einen Zweck hat: das *HEILWERDEN*. Heil meint das Ganze in Körper, Geist und Seele. Durch Üben finden wir wieder zu der Harmonie unseres Körpers als der gereinigten Wohnstatt für unseren Geist. Alle Übungen, die wir machen und bei denen wir zulassen und loslassen, vermitteln uns eine Kraft, die Dinge, die von uns gefordert werden, locker und leicht zu tun. Körper und Geist werden zu kooperativen Partnern, die nicht mehr gegeneinander, sondern miteinander arbeiten. Unser Schwerpunkt verlagert sich vom Kopf in den Bauch-Beckenraum (jap. Hara), der Atem kann wieder zügig fließen, wir können wieder ausatmen. Die Schultern fallen herab, die Brustatmung wird zur Zwerchfellatmung. Wir bekennen uns durch unsere Gesamtverfassung wieder freudvoll zu dem, was wir sind und tun.

Wir gewinnen Persönlichkeit, Ruhe, Sicherheit, Selbstverständlichkeit. Von uns geht Vertrauen und Kraft aus. Wir werden merken, daß wir trotz aller Anforderungen, die an uns gestellt werden, mehr Kraft haben als vorher. Das animiert uns, nicht noch mehr zu tun, sondern das, was wir tun, in einer anderen Weise zu tun, beseelter, mehr dabei zu sein, engagierter zu sein, motivierter zu sein. Wenn wir zulassen, mit unseren Gedanken nicht woanders sind, bekennen wir uns zum Hier und Jetzt. Die Übungen geben uns wieder eine bewußte Erlebnisfähigkeit und Harmonie, die unsere Abwehrkräfte stärken.

Durch das Zu- und Loslassen machen wir uns frei von Aggressivität, die uns von unserer Umwelt trennt. Wir können uns wieder in die Umwelt und die Gesellschaft integrieren. Wir können unseren Leib wieder als etwas wahrnehmen, was Pflege und Aufmerksamkeit verdient, und nicht nur als etwas, was zu funktionieren hat, und dem man mit einem ausgeklügelten Ersatzteilsystem zu Leibe rückt, wenn sich Ausfälle zeigen.

Alle Übungen sind, wie Karlfried Graf Dürckheim sagt, *Exerzitien, die den ganzen Menschen betreffen*. Er unterschied zwischen *dem Körper, den man hat, und dem Leib, der man ist*. Lassen Sie diese Übungen zu einer Selbstverständlichkeit in Ihrem Tagesablauf werden. Nehmen Sie sich Zeit, haben Sie Geduld und Ausdauer, beginnen Sie immer wieder aufs neue.

Sinnen Sie den Bildern, die sich bei Übungen freisetzen, nicht analytisch nach. Nehmen Sie sie als eine emotionale Entäußerung, die Sie frei macht, leer macht für neue Erfahrungen und Schönheit.

# *Über die Arbeit mit elektrischen Frequenzen (ELF) und der Magnetfeldtherapie aus der Sicht der etablierten Medizin, insbesondere bei malignen Erkrankungen*

## *Über die Arbeit mit elektrischen Frequenzen (ELF) und der Magnetfeldtherapie aus der Sicht der etablierten Medizin, insbesondere bei malignen Erkrankungen*

Im Rahmen dieses vorwiegend für den Nichtmediziner bestimmten Buches möchte ich trotzdem einige wissenschaftliche Aussagen von Prof. Dr. Dr. P. G. SEEGER von der Charité in Berlin, einen der großen Pioniere auf dem Gebiet der Krebstherapie, bringen, an dessen Erkenntnissen ich noch persönlich teilhaben durfte. Seine Forschungen wurden zur damaligen Zeit noch nicht in ihrer Reichweite verstanden. Heute bekommen sie unter den zwischenzeitlich gewonnenen Erkenntnissen eine ganz andere Wertung.

Im Rahmen dieses Buches bestätigen sie die Bedeutung elektrischer Vorgänge im Organismus und einer magnetopathischen Behandlung für die Gesunderhaltung sowie die Therapie bei Erkrankungen. Wenn Sie, lieber Leser, den Inhalt dieses Artikels als Laie nicht ganz verstehen sollten, so kann er Ihnen zumindest vor Augen führen, für wie bedeutsam dieses Thema auch von einer Gruppe namhafter medizinischer Wissenschaftler erachtet wurde, und daß es wert ist, sich damit zu beschäftigen.

Den noch skeptischen Arzt kann er vielleicht veranlassen, sich mit dieser Art der Behandlung als Zusatztherapie für seine Patienten auseinanderzusetzen, um sie ggf. in seine tägliche Arbeit zu integrieren.

Vergessen Sie bitte nicht, daß die Lösung der gesundheitlichen Probleme nicht in dem Gegeneinander von zwei Systemen, der etablierten und der naturheilkundlichen Therapie, gefunden werden kann. Wenn beide Disziplinen zum Wohle des Patienten zusammenarbeiten, kann vieles anders, besser, kostengünstiger und humaner gemacht werden.

P. G. SEEGER nimmt in seinem Buch *Krebs – Problem ohne Ausweg* sinngemäß wie folgt Stellung:

> Alles was existiert, lebt aus der Polarität. Ohne Polarität, d.h. ohne gegeneinander wirkende Funktionen, ist ein Leben oder die Existenz eines wie immer gearteten Systems nicht denkbar. In jeder einzelnen Zelle, von der Bakterienzelle bis zum Vielzellerorganismus, finden wir eine Polarität. Sie ist für das Verständnis von Reaktionen aller lebenden Substanz, bei allen Stoffwechselabläufen, ob gesund oder pathogen, von grundlegender Bedeutung.

Der in der Zelle bestehende polare Antagonismus der Redoxsysteme wurde von Prof. Dr. med. WERNER KOLLATH durch Vitalfärbungsversuche mit Methylblau in den Jahren 1927 – 40 aufgedeckt:

> »Danach ist die Polarität der Zelle so eingerichtet, daß sich die wesentlichsten Stoffwechselprozesse zwischen dem einen Pol *Wasserstoff* (= –0,420 V, pH 7,0) und dem anderen Pol *Sauerstoff* (= +0,810 V), also in einem Spannungsbereich von

insgesamt 1,23 V, abspielen und physiologischerweise ein Pendeln um die mittlere Lage (ca. 0.60 V) die Norm ist.

Die Redoxpotentiale verschiedener Organe gegenüber der Normalwasserstoff-Elektrode wurden 1933/35 von ISHIKAWA und TAGIKAWA nach eigener Methode gemessen. Sie betragen für das Protoplasma der Leberzellen der Maus –65mV, für die menschliche Leber –21mV, Lymphdrüse –52mV, Hoden und Pankreas –63 mV, Gallenblase –78 mV, Niere –81 mV, Milz –93 mV, Herz –96 mV und Muskeln –98 mV.«

Nach Kollath geht das natürliche Streben der Spannung zum Negativen, das heißt zur starken Reduktionsfähigkeit.

*Jede Krankheit, welche auch immer, scheint ein Sinken der bioelektrischen Potentiale zur Folge zu haben.*

Aufgrund vitalfärberischer und biochemischer Untersuchungen an Normalzellen und Krebszellen des EHRLICHschen Mäuseaszites-karzinoms und des Aszitessarkoms wies SEEGER bereits 1937/38 darauf hin. Danach werden z.B. in der Initialphase der Karzinogenese die Phosphatit-Nukleoprotein-Cholesterin-Bindungen in den Membranen der Zellen, Mitochondrien und Erythrozyten gesprengt und die Phosphatide herausgelöst (Malignolipoidbildung). Darüber hinaus wird die Mitochondriengrundstruktur betroffen. Es kommt zu einer Absprengung der strukturgebundenen Oxidationsfermente und damit zur Inhibierung der Zellatmung und einem Überwiegen der Glykolyse.

Die von ihm 1937/38 nachgewiesene Zellatmungszerstörung durch Abbau der Oxidationsfermente ist die Ursache für das Sinken der lebensnotwendigen bioelektrischen Spannung. Dadurch nimmt im Zellinneren die Positivität ab und die Negativität zu, in den Grenzflächen oder Membranen der Zellen und Mitochondrien umgekehrt die Negativität ab und die Positivität zu, das heißt, daß die Zelle »depolarisiert« wird.

Nach ANONYM (1952) weist die normale Haut ein negatives, die beschädigte Haut dagegen ein positives bioelektrisches Potential auf. Entzündungen und Wunden haben immer ein positives Potential und damit, elektronenbiologisch gesehen, ein Manko an Elektronen und *verursachen somit Schmerzen*.

Was sind nun die Ursachen der Depolarisation?
Von SEEGER 1933/37 ist die Auffassung abzuleiten, daß aus der Korrelation zwischen Mitochondrienzahl, Atmungsaktivität und Spannungsabfall bzw. Potentialsturz das bioelektrische Potential der Zellen funktionell durch die Zellatmung aufrechterhalten wird, das heißt durch die Oxidationsprozesse in den Mitochondrien, die allein Träger der Oxidationsfermente sind.

Beim durch Krankheit, z.B. Krebs, bedingten Untergang der Mitochondrien, der dadurch verursachten Fermentinhibierung und -zerstörung und der daraus folgenden Zellatmungsstörung wird ein Spannungsabfall oder ein Potentialsturz verursacht und die Initialphase der Krankheit, hin bis zum Krebs und hier wohl besonders, eingeleitet.

Wir finden die bioelektrische Entgleisung bei allen Krankheiten vor mit zunächst noch reversibler, später aber irreversibler Schädigung der Mitochondrienstrukturen, mit dem Untergang von Mitochondrien und dadurch verursachter Oxidationsinhibierung bzw. Sauerstoffutilationsströmungen und daraus folgendem Sinken der bioelektrischen Potentiale.

SEEGER hat diesen Umstand bereits in den Jahren 1933 und 1937 anhand von ca. 100 Vitalfarbstoffen nachgewiesen.

*Nach KOLLATH kann man die lebende Zelle mit einer elektrischen Batterie vergleichen.*

Schon 1880 hat HELMHOLTZ die Theorie aufgestellt, daß an kolloidchemisch verschiedenen Oberflächen elektrische Doppelschichten auftreten. Das Zytoplasma ist negativ geladen, die innere Grenzmembran innen positiv, außen negativ, die äußere Grenzmembran innen negativ, außen positiv.

SEEGER fand 1933 und 1937 die im Zytoplasma »schwimmenden« Mitochondrien positiv geladen. Wir können davon ausgehen, daß auch die Mitochondrien eine doppelt konturierte elektrisch geladene Membran haben, die ebenfalls polarorientiert ist wie die der Zelle.

SEEGER hat 1937 erstmalig nachgewiesen, daß durch Krankheit, insbesondere bei Krebs, das physiologische Spannungsgefälle zwischen den Grenzflächen der Zelle sowie Mitochondrien und dem Zell- bzw. Mitochondrieninneren zusammenbricht, die »Batterie«

also »entladen« wird. Diese Entdeckung wurde von D. SEYDERHELM und Mitarbeitern 1937 bestätigt. Auch bei Aufbrauch- und Erschöpfungskrankheiten liegen die Meßwerte im positiven Bereich. Kollath hat nachgewiesen, daß bei hohen positiven Werten durch die Zugabe von z.B. Vitamin C mit seinen zwei Carbonylgruppen als starke Elektronenakzeptoren die in der kranken Zelle inhibierten Oxidationsvorgänge wieder in Gang gebracht werden können, die Mitochondrien positiviert, das Potentialgefälle gegenüber der Außenmembran also erhöht wird, die Zelle quasi »repolarisiert« wird.

Kollath führte 1927–40 zahlreiche Versuche mit alkalischem Methylblau an normalen und kranken Tieren durch und fand heraus, daß die normale Zelle das Methylblau in einer Stunde entfärbte. Das besagt also, daß die Zelle eine Stunde benötigt, um das ihr durch das Methylblau aufgezwungene positivere Potential wieder durch Reduktion und Entfärbung des Farbstoffes zu negativieren. Durch Infrarotbestrahlung erfolgt die Entfärbung, d. h. die Wiederherstellung des negativen Potentials, schneller. Blaulichtbestrahlung dagegen fördert die Wiederbläuung, also positiviert, d.h. fördert den oxidativen Abbau.

Diese Erfahrungen sind heute, insbesondere im Hinblick auf die Behandlung mit unterschiedlichen Farbspektren, sicherlich zu berücksichtigen. Zweifellos ist anzunehmen, daß es hierbei zu elektrischen Differenzierungen innerhalb der Zelle kommt, die Farben auf die Spannung innerhalb der Zellen und Mitochondrien im Wege einer Polarisationssteuerung einen bestimmten Informationscharakter haben.

Die Zelle scheint nach KOLLATH zum Negativen zu streben. Er stellte fest, daß alle Krankheiten bis hin zum KREBS einen Spannungsabfall, also einen Potentialsturz, und damit eine Depolarisation erzeugen bzw. umgekehrt eine Depolarisation oder ein Potentialsturz eine Krankheit zur Folge haben.

SEEGER machte 1937 aufgrund vitalfärberischer Untersuchungen die Feststellung, daß

> »die offenbar durch ein Agens eingeleitete Umwandlung begleitet und vielleicht auch grundlegend bestimmt wird durch eine Änderung der Verteilung der elektrischen Ladung innerhalb der Zelle»,

also eine Depolarisation stattfindet.

Weiter führt er aus:

> »Da das bioelektrische Potential als Gradmesser der normalen Lebenstätigkeit einer Zelle gewertet werden muß und ein bioelektrisch hohes Potential Ausdruck einer normalen Oxydationsfähigkeit ist, weist sowohl die infolge Permeabilitätsänderung verschobene Wanderungsrichtung der Vitalfarbstoffe als auch die erhöhte Negativität in den Mitochondrien auf eine Oxydationsstörung hin.«

Diese Feststellungen von SEEGER aus dem Jahre 1937 werden genauso wie die biochemischen Veränderungen an den Zell- und Mitochondrienmembranen, die Ruptur der Interzellularbrücken

(SEEGER 1956) und auch die Änderungen im Kalium-, Kalzium- und Natrium-Gehalt auch von den amerikanischen Autoren WALLACH, BULLOUGH, CONE jr. und anderen nachgewiesen.

Der Amerikaner C. D. CONE jr. (1970) sieht die Verminderung des Membranpotentials, das heißt eine

»permanente elektrische Depolarisation«

als die Ursache der Malignität an. Er fand, daß in Zellkulturen von Hamsterovarien die Mitose durch ein hohes Membranpotential von –70 mV und mehr vollständig, allerdings reversibel, blockiert werden kann, bei einem negativen Potential der Zellmembran von weniger als –10 mV jedoch eine maximal gesteigerte Mitose einsetzt.

Wenn nach Meinung dieses Autors Störungen durch ein breites Spektrum chemischer, physikalischer oder viraler Karzinogene ausgelöst werden, die zu einer

»grundlegenden funktionellen Alteration der molekularen Struktur und Spezifität der Zelloberfläche«

führt, und der Autor durch Enzymbehandlung von Zellkulturen eine Depolarisierung und starke Proliferation der Zellen erzielen konnte, so bestätigt er damit die Auffassung und Untersuchung von SEEGER und SCHACHT aus dem Jahre 1957, die mit strukturzerstörenden Substanzen bebrütete Mammaepithelzellen innerhalb von 12 Tagen nach intraperitonealer *Verimpfung* in Ascites-Krebszellen umwandeln konnten.

CONE jr. führt die Blockierung der Zellteilung durch ein hohes Membranpotential auf eine Verhinderung der DNS-Synthese zurück. Diese These, daß die Hemmung der DNS-Synthese durch einen Anstieg der interzellulären Natriumkonzentration stattfinden soll, scheint jedoch fraglich, da das Natrium in sich nicht teilenden normalen Zellen auf Spuren beschränkt ist, in der sich teilenden Krebszelle hingegen außerordentlich vermehrt ist.

Nach PUCK können Viren nur bei erniedrigtem Potential anhaften und eindringen. BULLOUGH (1968) hält ebenfalls die Schädigung der Zellmembran, den Verlust an Chalonen, also mitosehemmenden Stoffen, infolge eines Defekts in den Membranen und Ruptur der Interzellularbrücken für die Ursache der Karzinogenese.

Nach all diesen Folgerungen ist anzunehmen, daß jede Erkrankung eine mehr oder minder starke, je nachdem irreversible oder reversible elektronische Disfunktion der betroffenen Zellen ist.

Was können wir nun aus dieser Feststellung, deren Begründung sicher sehr komplex und vielleicht auch nur dem Fachmann verständlich ist, ableiten?

1. Die uralte Vermutung, daß der Mensch über elektrische und magnetische Potentiale verfügt und diese auch zu seiner Existenz benötigt, beschäftigt heute die Wissenschaft. Durch die Forschung wird diese Hypothese bestätigt. Leider haben die gewonnenen Erkenntnisse noch nicht den Stellenwert bekommen, der ihnen zukommen sollte.

2. Wir haben es im Körper nicht nur mit chemischen Vorgängen, sondern in viel größerem Maß als angenommen mit physikalischem Geschehen zu tun. Berücksichtigen wir das nicht und beschränken uns weiter nur auf die Einnahme von Medikamenten, um »Reparaturen« bei Erkrankungen durchzuführen, dann können wir nicht den Erfolg haben, den wir bei anderer Sicht der Dinge erwarten könnten. Die laufende Zunahme an schweren Erkrankungen und die beschränkte Möglichkeit, heilend darauf Einfluß nehmen zu können, bestätigen diese These. Eine exakte Statistik der WHO spricht hier eine beredte Sprache:

> Bei allen erfaßten Geschwulstleiden, die unbehandelten Fälle eingeschlossen, kann eine Heilungsquote von etwa 1,5% festgestellt werden. In Versicherungsstatistiken wird eine Heilungsrate von 2 – 5% angegeben. Das sind wahrhaftig keine Zahlen, die uns mit Zufriedenheit erfüllen können, obwohl wir uns immer wieder den Anschein geben.

**Issels und Windstoßer** führen aus: »Tatsache ist jedenfalls, daß trotz Einsatzes eines vermeintlichen Maximums an diagnostischen und therapeutischen Möglichkeiten von sämtlichen ärztlich betreuten und nicht betreuten Krebskranken aller Stadien und Arten nach 5 Jahren nur noch einige wenige am Leben sind.«

Ich möchte hier einen Gedanken von K. O. HEEDE aus seinem Buch *Millionen könnten geheilt werden!* wiedergeben. Er schreibt:

»Wenn in Anbetracht dieser Feststellung und des Versagens der bisherigen diagnostischen und therapeutischen Maßnahmen immer noch unentwegt gefolgert wird, daß nur Operation und Bestrahlung, erforderlichenfalls in Kombination mit Chemotherapie, den Patienten von seinem Leiden »befreien« kann, dann muß man sich fragen, ob nicht jener amerikanische Forscher doch recht hatte, der schon 1964 behauptet, »daß mehr Menschen vom Krebs leben, als an Krebs sterben«.

Fast könnte man glauben, daß auch auf dem umfangreichen Sektor der Krebsvorsorge, Früherkennung, Diagnose, Therapie, Fürsorge, Nachsorge usw. die riesige medizinisch-industrielle Maschinerie in Schwung gehalten werden muß, damit sich die im Unternehmen »Krebs« getätigten Investitionen nicht nur amortisieren, sondern auch die erwartete Rendite abwerfen. Das wiederum wäre nur bei entsprechend hohem Krankenstand gewährleistet.«

Das sind harte Vorwürfe eines altgedienten und versierten Mediziners, die ich in dieser krassen Form nicht teilen möchte. Ich bin der Meinung, daß wir mit dem inzwischen Erreichten zufrieden sein müssen, solange wir nichts anderes, besseres haben. Wir dürfen uns nur nicht, um beim Thema dieses Artikels zu bleiben, auf dem augenblicklichen Stand der Technik ausruhen und ihn mit teilweise unsachlichen Argumenten vehement verteidigen. Wir sind aufgerufen, nach Neuem und Wirkungsvollerem zu forschen.

Ein solches Fachgebiet ist mit Sicherheit die **Biophysik** und hier die Forschung auf dem Gebiet elektrischer und magnetischer Steuerungsvorgänge und ihrer Auswirkungen auf den menschlichen Organismus, insbesondere auf den Krebs.

Auch in der Medizin müssen wir uns mit Fragen der **Energie**, also nichtmateriellen Formen, auseinandersetzen, da erst so viele Vorgänge wirklich verstanden werden können. **Energie** ist für den menschlichen Verstand nur schwer vorstellbar, weil wir sie nicht sehen oder greifen können – und doch ist sie vorhanden. Wir aber sind als vom Verstand gelenkte Individuen nur bereit, die Dinge als für unseren Organismus gültig anzuerkennen, die wir materiell vor Augen haben.

Im Hinblick auf die Elektrizität und den Magnetismus und die Auswirkungen auf den Menschen müssen wir noch viel lernen und bereit werden, uns für diese neuen Dimensionen zu öffnen. Diese Öffnung kann eine neue Hoffnung für viele Kranke sein.

**Dr. Otto Stemme** hat in seinem Buch **Physiologie der Magnetfeldbehandlung** interessante Ausführungen zu unserem Thema gemacht, die ich auszugsweise wiedergeben möchte. Dem Leser, der an diesem Thema tiefergehend interessiert ist, empfehle ich dringend, den Inhalt dieses Buches sorgfältig zu lesen. Stemme schreibt:

»...was gesunde, normale Körperzellen dazu bringen kann, zu Krebszellen zu werden.«

An den Anfang unserer Überlegungen hierzu, die vielleicht eher den Charakter einer Plausibilitätsbetrachtung haben, stellen wir eine Gesetzmäßigkeit, die wohl die meisten von uns im – mehr oder weniger lange zurückliegenden – Biologieunterricht kennengelernt haben: Das **Biogenetische Grundgesetz**, das **Ernst Haeckel** 1866 formulierte. Danach ist die Entwicklung des Einzelwesens (Ontogenese) eine verkürzte Entwicklung, eine Wiederholung im Zeitrafferverfahren sozusagen, der Stammesgeschichte (Phylogenese). Wir finden dementsprechend diese Entwicklung vom Einzeller über primitive Mehrzeller, Hohl- und Weichtiere bis hin zu Wirbeltieren und Säugern beim menschlichen Embryo wieder, zumindest angedeutet oder mit im Laufe der weiteren Entwicklung wieder verschwindenden Merkmalen wie beispielsweise Kiemenspalten, mehreren Anlagen für Milchdrüsen und dichte Behaarung.

Die Erbsubstanz eines jeden sich entwickelnden Individuums kennt ganz offenbar die Stammesgeschichte. Mit anderen Worten: **Die Stammesgeschichte ist noch im genetischen Code als Struktur in den Ketten der DNS** (Desoxyribonukleinsäure), **der menschlichen Chromosomen also, enthalten.**

Und ganz offensichtlich auch sind die Informationsstrukturen, die die Entwicklung einer stammesgeschichtlichen Urform bewirken, mit Zusätzen versehen worden, die die Ausbildung der höher entwickelten Formen steuern.

Aber: Die Urinformationen werden eben nicht gelöscht..., und wir sehen schon jetzt, was sich ereignen kann, nämlich ein in der

Biologie als Atavismus bezeichneter Rückfall in phylogenetische frühere Formen durch Aufdecken alter Texte.

Das Leben hat sich auf der Erde anfänglich mit ziemlicher Sicherheit in einer Umgebung fast ohne gasförmigen Sauerstoff entwickelt. Erst das Auftreten der sauerstofferzeugenden Photosynthese ließ den $O_2$-Gehalt der Atmosphäre allmählich auf die heutige Größenordnung ansteigen.

Die Lebensformen der sauerstofflosen Welt mußten zwangsläufig ihren Energiebedarf durch einen Prozeß ohne Sauerstoffmitwirkung decken: die Gärung. Sie ist die stammesgeschichtliche Urform der Energiegewinnung. Was sich anschloß, war die Anpassung an den Sauerstoff, die in der »Erfindung« der Atmungs-Reaktionskette mit Oxidation und ATP gipfelte und zu einer Fortschreibung des genetischen Arbeitsplanes für die Zellen des Individuums führte.

Aus

...Glukose umsetzen in Brenztraubensäure,
ständig zu Milchsäure vergären...

wurde

...Glukose umsetzen in Brenztraubensäure,
ständig zu Milchsäure vergären *stoppen*,
zu $CO_2$ + $H_2O$ oxidieren...

Denkbar ist, daß hierbei ein Schritt in Richtung Höherentwicklung und -strukturierung vollzogen wurde durch eine symbioseartige Aufnahme bereits $O_2$-verarbeitender Bakterien in einfache Phagozyten. Dann hätten wir in der heutigen Zelle den Nachfahren jenes Gebildes vor uns und innerhalb der Zelle in Gestalt der Mitochondrien die Nachkommen jener $O_2$-verarbeitenden Bakterien. Das macht die Konzentration der Atmung (Oxidation) auf die Mitochondrien und deren Autonomie plausibel...

Außer der sauerstofflosen Energiegewinnung der Urformen des Lebens gibt es einen weiteren, für unsere Überlegungen überaus wichtigen Umstand. Wir müssen uns nämlich fragen, welchen Überlebensvorteil eine Kontakthemmung des Wachstums bei diesen ein- und wenigzelligen Urformen gehabt hätte. Ganz klar: Keinen. Ihr Lebensgesetz konnte nur lauten »wachsen und teilen«, es sei denn, die Nahrung geht aus.

Genau nach diesem Gesetz verfährt aber die befruchtete menschliche Eizelle und der sich bildende Zellhaufen. Jedenfalls zunächst. Bald folgt dann die Hemmung bzw. die Strukturierung. Aber, und das ist ganz wichtig, das Gesetz »wachsen und teilen« ist ganz offenbar im genetischen Code als Arbeitsanweisung enthalten. Diese wurde bei späteren Fortschreibungen durch das Kommando zur Kontakthemmung eingeschränkt und in andere Bahnen gelenkt.

Wir können uns nun vorstellen, daß im Laufe der stammesgeschichtlichen Entwicklung der genetische Code der individuellen biologischen Arbeitsanweisung etwa gleichzeitig den Zusatz »...vergären stoppen, zu $CO_2$ + $H_2O$ oxidieren...« und den Zusatz mit dem Kommando zur Kontakthemmung erhielt. Denn im Grunde wird beides für Organismen bei Erreichen einer bestimmten, durch den Grad ihrer Strukturierung charakterisierten Höhe der Entwicklung nötig:

> Die stärkere Strukturierung (informationstheoretisch: höhere Informationsmenge; thermodynamisch: niedrigere Entropie) benötigt zu ihrem Aufbau mehr Energie und macht zu ihrer Aufrechterhaltung die ständige Zufuhr erhöhter Energiemengen nötig, etwa vergleichbar mit dem erhöhten ständigen Erhaltungsaufwand eines größeren, komplexeren Werkgebäudes. Und dieser gesteigerte Energiebedarf wird durch Übergang auf die effizientere Oxidation – Faktor 15 gegenüber der Vergärung der Glukose zu Milchsäure – erreicht und natürlich als Anweisung im genetischen Code bzw. Text berücksichtigt. Die stärkere Strukturierung bedeutet höheren Ordnungsgrad. Und der ist mit einem unkontrollierten, ungehemmten Wachstum von Aggregation sich unaufhörlich teilender Zellen, also mit uneingeschränktem Gesetz »teilen und wachsen«, unvereinbar. Deshalb Kontakthemmung und Aufnahme des entsprechenden Kommandos in die Arbeitsanweisung.«

# *Über die Arbeit mit dem animalischem Magnetismus*

# *Über die Arbeit mit animalischem Magnetismus*

Es ist mir ein besonderes Anliegen, Ihnen mit diesem Abschnitt des Buches verständlich zu machen, daß die Arbeit mit dem körpereigenen Magnetismus etwas ganz Natürliches ist. Jeder Mensch verfügt mehr oder minder stark über diese Kräfte, und sie existieren keinesfalls nur in der Vorstellung einiger weniger, die *auserwählt* sind. Die Arbeit mit dem *animalischen Magnetismus* setzt kein besonderes Können voraus, sehr wohl ist sie aber an Regeln, die physikalisch und damit naturwissenschaftlich zu begründen sind, gebunden.

Deshalb einige ganz pragmatische Regeln:

Behandeln Sie mit dem EAS nach Möglichkeit immer in einem ruhigen Raum und in einem gelösten, entspannten Umfeld. Achten Sie darauf, daß in dem Raum keine störenden Geräte sind, die elektromagnetische Felder abstrahlen könnten. Informieren Sie sich über elektrische und elektromagnetische Störfelder. Im Literaturverzeichnis habe ich Bücher aufgenommen, die, sachlich und wissenschaftlich fundiert, entsprechende Auskünfte geben.

**Achtung:**
Viele elektrische Geräte und Installationen erzeugen elektrische oder elektromagnetische Störfelder auch dann, wenn sie ausgeschaltet oder im Stand-By-Betrieb sind.

Vermeiden Sie während der Behandlung Ablenkungen von außen. Stellen Sie vorher sicher, daß Sie nicht durch die Haustürklingel oder das Telefon unterbrochen werden. Schalten Sie beides für diese Zeitspanne ab. Den Hund, die Katze oder ein anderes Haustier, das Sie stören könnte, sperren Sie aus, solange Sie mit dem EAS behandeln.

Schaffen Sie in dem Behandlungsraum eine angenehme Atmosphäre. Vermeiden Sie grelles Licht, eine Kerze schafft ein anheimelndes Fluidum. Leise Musik kann einen entspannenden Hintergrund bilden. Bedenken sie immer, daß Sie *loslassen* wollen, damit die Kräfte unbeeinflußt durch den Verstand *natürlich* wirken können.

Tragen Sie während der Behandlung saloppe, nicht einengende Kleidung und legen Sie Ringe, Ketten und Uhren ab. Öffnen Sie Hemd- oder Blusenkragen, Gürtel und alles das, was Sie einschnürt.

Wenn die äußeren Unstände diese optimalen Voraussetzungen nicht zulassen, können Sie sich auch eine geistige *Enklave* schaffen. Wenn Sie sich der unbeschränkten geistigen Möglichkeiten, die jeder von Ihnen hat, bewußt sind, wenn Sie sich diese Dimension des *Loslassens und sich Überantwortens* gestatten und etwas üben, um dahin zu kommen, sind Sie in der Lage, sich eine *geistige Ruhezone* zu schaffen, die den beschriebenen äußeren Optimalverhältnissen durchaus entsprechen kann.

Sie können also prinzipiell überall, wo immer Sie sind, in Situationen ungewöhnlicher Belastungen, bei psychischen Spannungen und Ausnahmezuständen, bei starken Schmerzen, bei Schockzuständen oder in Momenten außergewöhnlichen Energieverlustes, mit dem EAS therapieren. Das kann am Arbeitsplatz sein, z.B. am Schreibtisch, an der Maschine, auf der Parkbank, bei einem Spaziergang oder zu Hause im stillen Kämmerchen.

Es kann in Ihrer Therapie bei dem Behandler Ihres Vertrauens zur Beseitigung von *Therapie-Blockaden* eingebaut werden.

Begreifen Sie, daß Sie in jeder Situation von der Natur das *Medikament Magnetismus* quasi zum Nulltarif zur Verfügung haben und es anwenden können. Dabei sind nur gewisse *Spielregeln* zu beachten:

> Ich empfehle dem *Gebenden*, d.h. dem, der *behandelt*, mit beiden Füßen fest auf dem Boden zu stehen und keine Schuhe mit Gummisohlen zu tragen. Es ist ratsam, daß der Raum angenehm temperiert ist, um eine unangenehme Abkühlung zu vermeiden. Die Körperhaltung sollte komfortabel sein, damit Sie und der andere sich nicht verkrampfen oder verspannen.
>
> **Wichtig ist, nichts zu wollen, sondern nur geschehen zu lassen.**

Die allerhaltende Natur sorgt nach ganz bestimmten Gesetzmäßigkeiten von alleine für den notwendigen Ausgleich. Meinen Sie nicht, etwas besonders *Positives* machen zu müssen. Ein solches *Wollen* kann Ausdruck des eigenen EGO sein, *der große Heiler sein zu wollen*, den anderen um jeden Preis aus einem Zustand herausführen zu wollen, den Sie aus Ihrer menschlich beschränkten, ganz individuellen Sicht der Dinge, ohne einen Anspruch auf Richtigkeit zu haben, als negativ und belastend ansehen.

Die Lebensenergie fließt nach ihren eigenen Gesetzen. Das EAS wirkt nicht durch eine bestimmte Art zu denken und ist an kein wie immer geartetes Dogma gebunden. Sehrwohl aber hat die Art und der Inhalt des Denkens auf die Intensität der *magnetischen Abstrahlungen* einen deutlichen Einfluß. Es wirkt nicht *übersinnlich*, sondern vielmehr nach biophysikalischen Grundsätzen, nach elektromagnetischen Prinzipien.

Machen Sie sich von der Vorstellung frei, durch Ihren Verstand oder Willen allein etwas erreichen zu können. Lassen Sie zu, daß etwas geschieht, und werden selbst nur zum Beobachter.

Entwickeln Sie das notwendige Vertrauen, überall gut behütet und bewahrt zu sein. Lassen Sie ein natürliches eigenständiges Fließen der Energie im Organismus zu. Blockieren Sie den Prozeß nicht durch eine destruktive oder zweifelnde Geisteshaltung.

Wenn Sie mit dem EAS arbeiten, ist es wichtig, immer auch selbst in einer gesunden, ruhigen und ausgeglichenen Verfassung zu sein. Es ist bedeutsam, sich vorher körperlich und geistig *zu reinigen*. Bevor Sie behandeln, waschen Sie daher Ihre Hände ca. 5 Minuten unter kaltem fließenden Wasser, ohne dabei eine stark parfumierte Seife zu benutzen. Reiben Sie anschließend die Innenflächen der

Hände gegeneinander, bis eine wohlige Wärme entsteht, und positionieren Sie erst dann die Hände, wie beschrieben.

Prüfen Sie, ob Sie sich von allem Streß und Ärger befreit haben, Sie Ihre Gedanken unter Kontrolle haben, um voll bei der Sache sein zu können. Wenn Sie selbst krank sind, können Sie dem anderen nicht helfen, wenn Sie aggressiv sind, können Sie keine liebevollen Schwingungen herstellen.

Ihre Hände können bei der Behandlung warm werden, Sie können ein leichtes Vibrieren verspüren, Sie können sogar Symptome des anderen plötzlich an Ihrem eigenen Körper bemerken. Verfallen Sie in solchen Fällen nie in Panik. Es kann nichts Negatives geschehen, warten Sie ab, was sich ereignet, die *Sensationen* werden schnell wieder vergehen.

Wenn Sie behandeln und die Symptome beim anderen schlimmer werden, dann wechseln Sie einfach einmal die Hände. Legen sie die rechte Hand dorthin, wo vorher die linke war, und umgekehrt.

Während der Behandlung ist es wichtig, daß beide immer gut und tief, aber nicht mit Gewalt oder wie ein Blasebalg durchatmen. Überlassen Sie sich Ihrer Atmung, und entspannen Sie dabei die Schultern. Atmen Sie in den Bauch-Becken-Raum.

Nach der Behandlung bitte die Hände wiederum 3 bis 5 Minuten unter fließendem kalten Wasser gut abwaschen. Sie können nach einer Therapie das Gefühl geschwollener und schwerer Hände haben. Dieses Gefühl und auch andere unterschiedliche, zunächst irritierende Empfindungen verschwinden nach dem Händewaschen.

Machen Sie sich mit der Wirkung Ihrer Hände vertraut. Bekommen Sie Zutrauen in Ihre Hände.

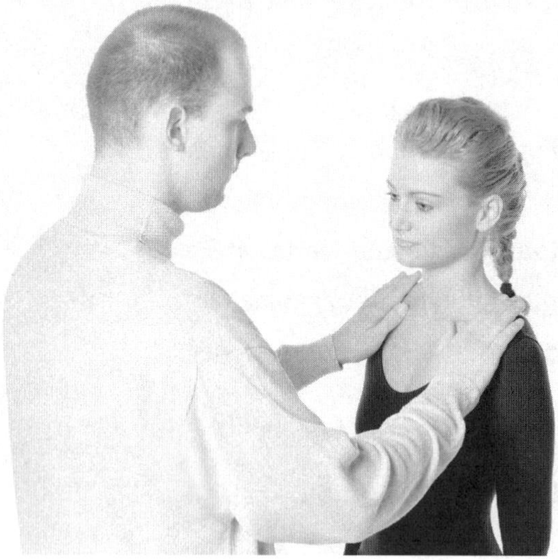

Fahren Sie einmal mit der Innenfläche der geöffneten Hand und gespreizten Fingern über den Körper des anderen, aber ohne ihn zu berühren. Machen Sie das langsam. Schließen Sie dabei die Augen.

Ohne daß Sie etwas sehen, werden Sie nach ganz kurzer Zeit trotzdem feststellen, an welchen Stellen des Körpers Sie jeweils mit den Händen sind. Sie werden merken, daß Sie auf eine besondere Art mit dem jeweils anderen kommunizieren, Sie quasi mit einem unsichtbaren Band mit dem anderen verbunden sind. Sie empfinden, daß etwas geschieht.

**Bevor Sie mit einer Behandlung beginnen**, sollten Sie den Körper des anderen *abtasten*. Sie fahren mit der Innenfläche Ihrer Hände und gespreizten Fingern über seinen gesamten Körper, jedoch ohne ihn zu berühren (ca. 5 bis 7 cm Abstand).

Wenn Sie so langsam über ihn hinweggleiten, dann bemerken Sie plötzlich Wärme- oder Kältefelder. Empfinden Sie Wärme, gehen Sie mit Ihrer linken Hand in dieses Gebiet und mit der rechten Hand auf die gegenüberliegende Körperpartie. Empfinden Sie Kälte, plazieren Sie Ihre Hände genau entgegengesetzt.

Sie können auch in den Zonen mit Temperaturdifferenzen Rotationen mit beiden Händen durchführen, wobei die Fingerspitzen der gespreizten Hände auf diese Stellen zeigen. Bei einem Wärmegefühl rotieren sie links herum, bei einer Kälteempfindung im Uhrzeigersinn rechts herum. In vielen Fällen werden Sie feststellen, daß durch eine solche Behandlung auch Schmerzen an anderen Stellen des Körpers verschwinden.

Am Ort des Schmerzes muß nicht immer auch der Grund dafür zu finden sein. Die Ursachen können ganz woanders liegen. Schauen Sie z.B. nach Narben am Körper. Narben können Störfelder sein. In vielen Fällen können Sie ihre negativen Auswirkungen mit den Händen beseitigen:

> Sie fahren dabei abwechselnd mit den Fingerspitzen der einen und dann der anderen Hand über das Narbengebiet, greifen imaginär nach der Narbe und schleudern das, was Sie *ergriffen* haben, in einem Bogen davon.

Denken Sie daran:

> Jede Behandlung, auch die gezielte Therapie bestimmter Organe, teilt sich immer dem ganzen Menschen mit.

**Einige Grundformen der Behandlung mit den Händen:**

Ihr Behandlungspartner steht Ihnen zunächst mit seiner Frontseite gegenüber, Sie schauen ihm also ins Gesicht. Sie fahren nun mit den nach unten gerichteten Innenflächen Ihrer Hände in einem geraden Strich, am Kopf beginnend bis zum Becken, ohne ihn dabei zu berühren.

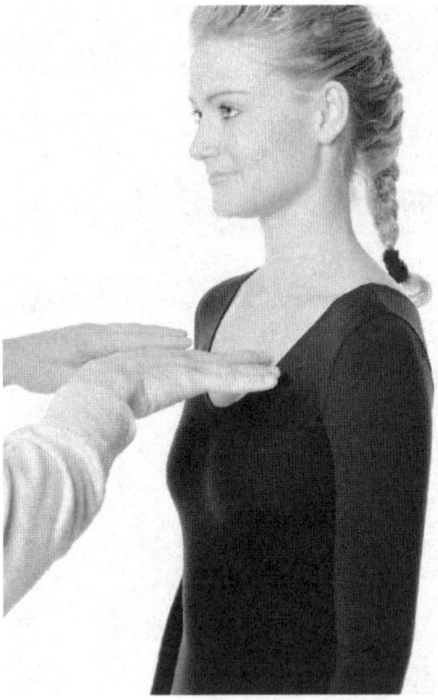

Dort angekommen, dreht er sich um, und Sie fahren in gleicher Form, jedoch mit den Handflächen nach oben, auf seiner Rückseite bis zum Kopf, legen über dem Kopf Ihre Handflächen zusammen und verfahren erneut wie zuvor beschrieben.

Diesen Vorgang wiederholen Sie jeweils auf der Vorder- und Rückseite 6 mal. Machen Sie diese Übung langsam, fühlen Sie sich dabei in den Partner hinein, nehmen Sie mit ihm über Ihre Hände *Kontakt* auf.

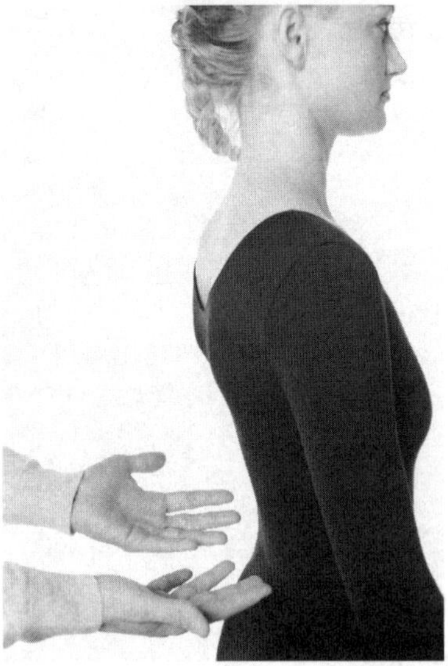

Sie können in gleicher Weise statt in einer geraden Linie auch in Schlangenlinien über den Körper Ihres Partners fahren, die Handhaltung ist dabei gleich. Bei extremen Mangeldurchblutungen im oberen oder unteren Teil des Körpers des Behandelten empfiehlt es sich, zunächst von oben nach unten in geraden Strichen und von unten nach oben in Schlangenlinien zu therapieren.

Mit dieser Übung verteilen Sie das energetische Potential im Körper, holen ein Zuviel von oben nach unten oder umgekehrt. Der Kreislauf stabilisiert sich, die Durchblutung wird optimiert, der Partner wird ruhiger.

Ein solches Vorgehen ist besonders bei Schlafstörungen unmittelbar vor dem Zubettgehen und bei Streßsituationen wichtig. Kann der Partner aus irgendwelchen Gründen nicht stehen, kann die Übung auch sitzend durchgeführt werden.

Jede Behandlung sollte ca. 10 bis 15 Minuten dauern.

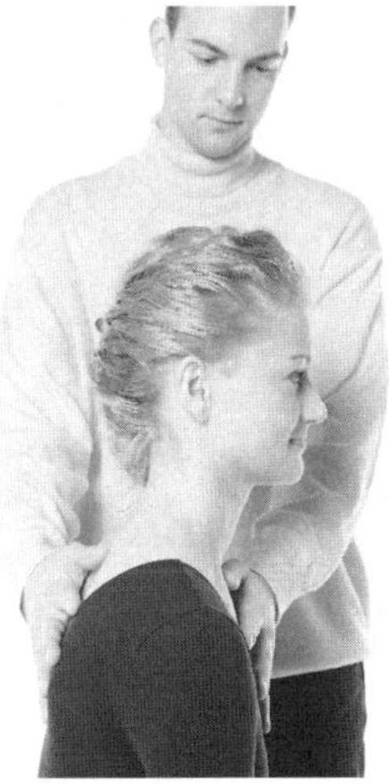

Im Anschluß daran machen Sie mit Körperkontakt 36 kreisförmige Rotationen auf dem Brustkorb des Partners im Uhrzeigersinn und 9 Rotationen entgegengesetzt. Dabei nehmen Sie die linke Hand auf die Brust und die rechte Hand auf den Rücken des Partners. Diese Abschlußübung stimuliert die Thymusdrüse, führt zu einer allgemeinen Vitalisierung und sorgt für eine gute Durchblutung der Brustorgane.

*Bei erhöhtem Blutdruck* liegt der Partner auf dem Bauch, Ihre linke Hand schwebt über dem Kopf, ohne ihn zu berühren, und mit der rechten Hand vollführen Sie, ebenfalls ohne Körperkontakt, für ca. 3 Minuten Rotationen im Uhrzeigersinn über beiden Nieren und dann über der Rückenzone des Herzens. Streichen Sie im Anschluß mit Körperkontakt auf beiden Seiten der Wirbelsäule, am Kopf beginnend, bis zum Steiß. Die Hände werden, wenn Sie am Steiß angekommen sind, in einem großen Bogen um den Körper des Behandelten herum zum Ausgangspunkt zurückgeführt. Wiederholen Sie diese Übung ca. 6 mal. Anschließend reiben Sie die Brustzone, wie vorher beschrieben.

Unterhalten Sie sich bei der Behandlung mit dem Partner. Lassen Sie sich erzählen, was er fühlt. In den meisten Fällen wird er von einer wohltuenden Wärme berichten. Er wird Ihnen erzählen, daß er merkt, wie etwas von Ihren Händen ausströmt und sich in ihm wohlig bemerkbar macht.

Es kann aber auch vorkommen, daß er eine ungleichmäßige Erwärmung feststellt, z.B. daß der Kopf warm wird und der übrige Körper kalt bleibt oder eine Körperseite wärmer als die andere wird. Das kann unterschiedliche Gründe haben. Versuchen Sie dann sehr vorsichtig, die kalten Partien separat mit Körperkontakt und beiden Händen im Uhrzeigersinn rotierend zu therapieren.

Viele Menschen, insbesondere Raucher, leiden unter **Durchblutungsstörungen in den Beinen, haben Oedeme und Schmerzen**. In diesen Fällen verfahren Sie zunächst genauso wie bei Blutdruckanomalien. Danach magnetisieren Sie beide Beine durch den verbindenden Knie-, Unter- und Oberschenkelgriff je ca. 3 Minuten. Im Anschluß an diese Behandlung streichen Sie ein Bein nach dem anderen mit Körperkontakt von oben nach unten aus.

Diese bisher geschilderten Übungen sind Standardformen, die jeder Behandlung vorausgehen sollten, aber auch schon für sich alleine wirksam sind. In jedem Fall ist nun der Körper für eine weitere gezielte, auf die jeweilige Verstimmung ausgerichtete Therapie vorbereitet.

Sie können auf unterschiedliche Art und Weise von dem *animalischen Magnetismus* Gebrauch machen:

1. Indem Sie zwei Körper, Pflanzen, Tiere oder Substanzen gegenüberstellen oder annähern.

2. Durch die Fixation mit dem Blick

3. Durch die Berührung mit der Hand

4. Durch den Atem, den Hauch

5. Durch die Magnetisierung von unterschiedlichen Substanzen mit den Händen.

**Zu 1.**

Der zu Behandelnde sollte möglichst immer mit dem Kopf nach Norden und den Füßen nach Süden liegen. Er sollte bequem positioniert sein. Dabei kann er, je nachdem, was beabsichtigt ist, auf dem Bauch oder Rücken liegen. Ist der zu Behandelnde sehr erregt, genügt es oft schon, wenn der Behandler mehrmals langsam um ihn herumgeht. Es kommt so zu einer deutlichen Initial-Entspannung.

Wir alle kennen das und haben es schon erlebt:

Zwei Menschen stehen z.B. in der Straßenbahn. Es macht uns entweder gar nichts aus, dicht bei dem anderen zu stehen, oder aber wir haben das Bedürfnis, uns von dem anderen zu separieren. Diese Empfindungen sind die Folge der magnetischen Feldstrahlung beider Menschen. Entweder sind sie gleichpolig..., dann stoßen sie sich ab, oder sie sind gegenpolar..., dann ziehen sie sich an.

Warum geben wir dem einen gerne unsere Hand zur Begrüßung und dem anderen verweigern wir sie? Auch hier haben wir die gleichen Vorgänge.

Warum ist es so schön, wenn sich die Frau an den Mann, der Mann an die Frau, das Kind an einen der Elternteile kuschelt, wenn Menschen das Gefühl der Nähe als angenehm empfinden, statt in der Einsamkeit depressiv werden? Hier werden durch gegenseitige contrapolare magnetische Felder Vitalkräfte initiiert, die im Alleinsein nicht zur Verfügung stehen. Wenn wir nun diese Kräfte noch mit einem gedanklichen Inhalt verstärken..., welche Kapazitäten können wir dadurch auslösen!

Der Mensch kann nicht allein existieren. Er braucht immer wieder die *Steckdose*, an der er sich aufladen kann. Jede Annäherung kann revitalisieren. Das funktioniert nicht nur von Mensch zu Mensch, sondern auch vom Menschen zum Tier oder umgekehrt. Die Liebe zum Hund, zum Pferd etc. ist zunächst einmal ein biomagnetisches Geschehen mit der Folge molekularer Vorgänge im Körper des Menschen und des Tieres, die sich als Gefühle und Emotionen artikulieren...: Wir haben unseren Hund oder unser Pferd gern, entwickeln eine Bindung. Diese Bindung ist die Folge des magnetischen Feldes zwischen Ihnen und dem Tier. Hat sich das Potential des Feldes aufgebraucht, bedarf es der Erneuerung. Sie bekommen das Gefühl der Sehnsucht etc.

Gehen Sie einmal in den Wald. Da steht ein schöner großer, starker Baum. Sie umarmen ihn, schmiegen sich mit Ihrem ganzen Körper dicht an ihn und verharren in dieser Stellung 10 Minuten. Sie merken, wie sie ruhig werden, Sie empfinden ein Strömen, vielleicht Vibrieren oder ähnliches. Sie nehmen am elektromagnetischen Feld des Baumes teil.

Sie nehmen zärtlich eine Blume in die Hand. Automatisch kommt es zu einer elektromagnetischen Kommunikation mit dem Ergebnis, daß sich ein besonderes Verhältnis zwischen Ihnen und der Blume aufbaut. Es kommt zu einer Art *Beziehung* zwischen Ihnen und der Blume.

Sie haben Gegenstände in Ihrer Wohnung, in deren Nähe Sie sich wohl fühlen, bei anderen haben Sie Mißempfindungen. Alles das sind Auswirkungen eines gleich- oder gegenpoligen elektromagnetischen Feldes mit dem Ergebnis körperlicher oder geistiger Reaktionen.

**Zu 2.**

Die Beeinflussung des Menschen durch den Blick ist jedem bekannt. In der Medizin wird sie in der Psychotherapie, z.B. bei der Hypnose, gezielt eingesetzt. Mit dem Blick, aus der Art, in der Sie jemanden ansehen, können biomolekulare Reaktionen im Körper und als Folge bestimmte Denk- und Verhaltensmuster im anderen ausgelöst werden. Auch das ist die Folge magnetischer Feldemanationen, die Sie gezielt einsetzen können.

**Praktische Beispiele:**

Wollen Sie z.B. einen Menschen durch Ihren Blick beruhigen, so schauen Sie ihm mit Ihren beiden Augen 2 bis 3 Minuten in sein linkes Auge, wollen Sie ihn beleben und munter machen, schauen Sie 2 Minuten abwechselnd in sein linkes und rechtes Auge.

Eine gezielte therapeutische Behandlung über den Blick sollte jedoch immer dem geschulten Therapeuten vorbehalten sein. Wichtig ist nur zu wissen, daß es nicht gleichgültig ist, wie Sie den anderen anschauen. Weisen Sie nicht einfach die Feststellung des anderen von der Hand, wenn er Sie bittet, *ihn nicht so böse anzuschauen*. Werden Sie sich bewußt, daß ein liebe- und verständnisvoller Blick Brücken zum anderen bauen kann und Sie mit Ihrer Art, den anderen oder die Dinge um Sie herum zu betrachten, positive oder negative energetische Potentiale entwickeln.

**Zu 3.**

Der mit der Hand zu Behandelnde kann stehen, sitzen oder liegen. Der Behandler therapiert entweder mit der ganzen Handfläche, oder er spreizt leicht seine Finger und krümmt sie etwas, so daß die Hand ein leichtes Gewölbe bildet und die Fingerspitzen auf den anderen weisen.

Die Hände können so langsam über dem Körper oder bestimmten Zonen *Striche* von oben nach unten oder von unten nach oben ausführen, sie können rotieren oder können auf abgegrenzte Areale still aufgelegt werden.

Sie können die Haut berühren oder ohne Körperkontakt behandeln.

Die Hände können Mißempfindungen im Körper des anderen *imaginativ ergreifen, aus dem Organismus herausziehen und wegschleudern*.

Die Wirksamkeit der Übungen kann durch Vorstellungen oder das Denken des Behandlers wesentlich unterstützt werden. Gedanken materialisieren sich in Form biomolekularer informativer Reaktionen, z.B. in Form bestimmter Neurotransmitter (Botenstoffe) im Organismus und verstärken das magnetische Feld des Menschen. (Näheres zu diesem Thema ist in meinem Buch **Körper & Geist, Der naturwissenschaftliche Beweis, Universitas Verlag** nachzulesen.)

**Das katathyme Bilderleben**, nach Prof. Dr. med. Hanscarl Leuner (der gelenkte Tagtraum) kann mit der Magnetisierung wunderbar verbunden werden.

Der Behandler gibt während der Therapie mit den Händen ganz bestimmte Bilder vor, die imaginativ die Wirkung der Magnetopathie unterstützen.

Während er mit den Händen Schmerzen oder gesundheitliche Störungen magnetopathisch behandelt, kann er dem Patienten z.B. die Vorstellung vermitteln, daß er den Schmerz oder die Krankheit aus dem Körper mit seinen Händen herauszieht, sie an einen Ballon hängt, den er fliegen läßt. Therapeut und Behandelter stellen sich vor, wie er in den Wolken verschwindet.

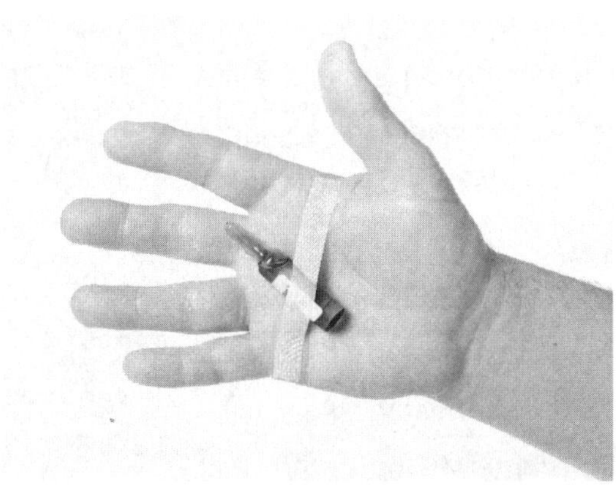

Sie können die magnetopathische Wirkung bei bestimmten Krankheitszuständen noch dadurch verstärken, daß Sie das notwendige verschriebene Medikament mit einem Pflaster in der Innenfläche Ihrer Hand befestigen und dann erst die entsprechenden Bewegungen, wie vorbeschrieben, vollziehen. Sie können jedes Medikament, insbesondere aber Homöopathika, verwenden.

Lassen Sie den Behandelten anschließend das so verwendete Medikament einnehmen. Sie werden eine sehr viel deutlichere

Wirkung sehen und können eventuell die Dosis herabsetzen. Ganz besonders eignen sich die *Schüßlerschen Salze* für diese Art des Vorgehens.

Füllen Sie den Urin des Erkrankten in ein kleines Fläschchen, fixieren Sie es auf der Innenfläche Ihrer Hand und behandeln Sie dann die entsprechenden Areale.

Besonders intensiv kann die Wirkung von Metallen sein. Kupfer ist z.B. in der Homöopathie ein natürliches Antibiotikum. Nehmen Sie ein kleines Kupferplättchen in die Innenseite Ihrer Hand und fahren damit über Wunden oder entzündete Areale, jedoch ohne sie zu berühren. Sie werden bemerken, daß nach einigen Behandlungen die Entzündung zurückgeht und die Schmerzen oft spontan verschwinden. Es kommt dabei zu einem Ionisierungseffekt.

Zum weiteren Vorgehen in der Magnetopathie mit den Händen bei bestimmten Situationen verweise ich auf die Ausführungen der nachfolgenden Bilder in diesem Buch.

**Zu 4.**
Aus dem Atmen entsteht das Lebenspotential des Menschen. Ohne Atmung gibt es kein Leben. Der Hauch ist die *vital-magnetische* Entäußerung von Bioplasma und hat schon immer im Leben der Menschen einen bedeutsamen Platz eingenommen.

Der Mensch entstand aus dem Hauch GOTTES...,
und er hauchte ihm seinen Geist ein!

Wenn wir GOTT als die Einheit allen Seins ansehen, dann ist der Mensch die Schöpfung aus dem *Hauch des ALLS*.

Der Mensch ist als ein Teil dieses Ganzen auch mit den Kräften und Möglichkeiten dieses Ganzen ausgestattet. Wenn Sie diese Chancen nicht durch den Verstand, wonach nicht sein darf, was Sie nicht wissenschaftlich verstehen, begrenzen, dann steht auch Ihnen dieses ungeheuere Potential des Ganzen zur Verfügung.

Wie oft sind Sie als Kind auf das Knie gefallen, weinten bitterlich und hatten Schmerzen. Wenn die Mutter oder der Vater die Stelle anhauchte, wurde alles sofort besser.

**Ich schlage Ihnen folgenden Versuch vor:**

Sie nehmen ein Stück ganz normale Verbandswatte in der Größe von 4 x 20 cm, fassen es mit Daumen und Zeigefinger beider Hände, halten es ca. 5 cm von Ihrem Mund entfernt und hauchen von links nach rechts langsam, aber deutlich hinein. Diesen Vorgang wiederholen Sie 6 mal.

Dieses Stück Watte legen Sie dann, ohne daß es jemand anders berührt und ohne daß Sie zunächst erklären, was Sie gemacht haben, ca. 3 cm unter dem Nabel auf den Leib des zu Behandelnden. Sie decken ihn warm zu. So bleibt er ca. 5 Minuten liegen.

Sie können die so aufbereitete Watte aber auch auf jede Schmerzstelle oder über ein gestörtes krankes Organ legen. Der Kranke wird schon schnell eine Änderung seines Zustands bemerken.

Lassen Sie sich von dem, was er empfindet, unterrichten. Die Wirkung wird Sie überraschen und Ihnen Sicherheit in Ihrem Tun vermitteln.

Ich habe dieses Vorgehen viele hunderte Male bei unterschiedlichsten Zuständen eingesetzt..., und immer wieder hat mich das Ergebnis aufs neue überzeugt.

Bei erschöpften oder alten Menschen, bei nervösen und unruhigen Kindern, bei Menschen in Notsituationen, oft als *ultima ratio*, haben sich durchgreifende Änderungen zum Positiven ergeben.

**Sie können von den Möglichkeiten des Hauchs immer und überall Gebrauch machen:**

Sie können, um Beispiele zu nennen, im Winter die Handschuhe Ihres Kindes anhauchen, bevor Sie sie ihm anziehen..., es wird besonders warme Finger haben und sich kräftig fühlen.

Sie können das gleiche mit dem Schal Ihres Mannes machen, und er wird gut gewärmt, geschützt gegen Infektionen sein. Wenn Sie nun noch mit dem Hauch positive und liebevolle

Gedanken *hauchen*, dann wird ein mentales Band besonderer Qualität zu ihm geprägt sein.

Sie können die Medizin, die Sie Ihrer kranken Mutter geben, anhauchen. Sie werden mit Sicherheit eine besonders intensive und positive Wirkung haben, zumindest aber eine andere Akzeptanz ohne schädigende Nebenwirkungen.

Sie können Wunden oder schmerzhafte Stellen am Körper des anderen direkt *behauchen* und werden in vielen Fällen eine sofortige Reaktion haben. Eventuell müssen Sie diese Behauchung öfter wiederholen. Was hindert Sie daran? Es ist so einfach und kostet nichts weiter als die Bereitschaft zum Engagement für den Nächsten.

**Zu 5.**

Mit den Händen können Sie nicht nur den anderen Menschen, sondern auch die unterschiedlichsten Substanzen mit Ihren magnetopathischen Kräften *imprägnieren*:

Um die Vorgänge nicht zu mystifizieren:

Bei allen angegebenen Zahlen über die Häufigkeit oder Dauer der jeweiligen Behandlung handelt es sich um Erfahrungswerte.

Nehmen Sie an, daß Sie den anderen mit einem Öl oder einer Salbe einreiben wollen, ihm eine Ampulle mit einem bestimmten Medikament spritzen wollen. Dann legen Sie zunächst die dafür benötigte Substanz (Ampulle), Öl oder Salbe, in Ihre linke Hand und halten die rechte Hand im Abstand von ca. 10 cm für 3 Minuten darüber. Wollen Sie eine besonders intensive Wirkung erreichen, können Sie auch 9 Minuten magnetisieren. Wollen Sie eine besondere Wirkung im Sinne einer aufhellenden Beruhigung, dann halten Sie die Salbe oder das Öl für 6 Minuten so zwischen den beiden Händen.

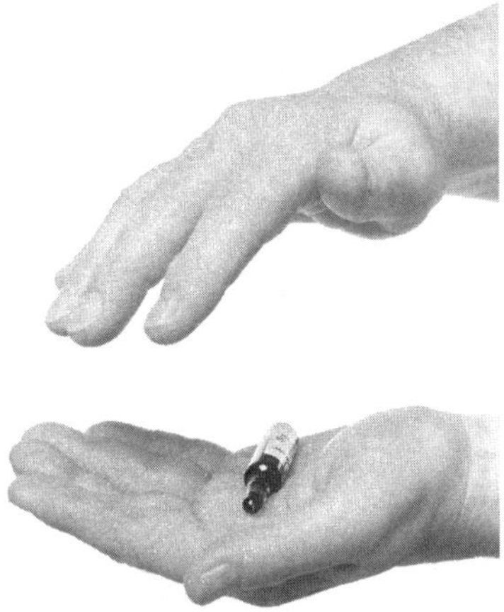

Machen Sie einmal diesen Versuch, und Sie werden den Unterschied zu einer Behandlung mit nicht *vorbehandelten* Substanzen sofort merken.

In gleicher Weise können Sie mit allen wie immer gearteten Substanzen verfahren einschließlich Nahrungsmitteln. Ich habe z. B. sehr häufig erlebt, daß Speisen, auf die der Körper bislang allergisch reagiert hat, nach einer Behandlung mit den Händen gut vertragen wurden.

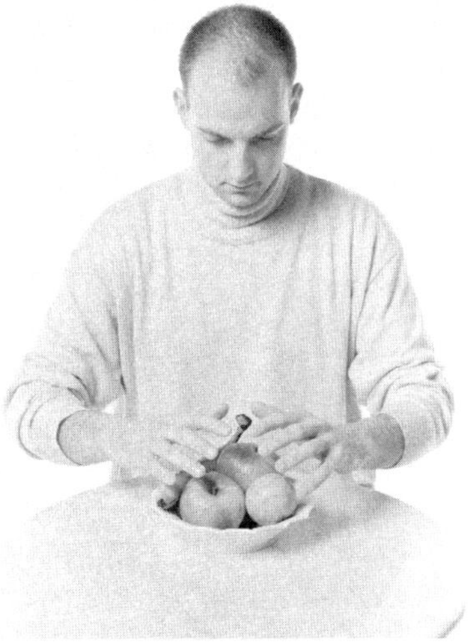

Der Teller mit dem Essen steht vor Ihnen auf dem Tisch. Sie halten, bevor Sie anfangen zu essen, Ihre beiden

Hände für 2 – 3 Minuten über den Teller. Die Speise bekommt dann den Ihren angeglichene Schwingungspotentiale, und allergische Reaktionen werden in vielen Fällen, wie ich in der Praxis erfahren konnte, vermieden. Das ist besonders bei Menschen mit Hauterkrankungen, bei Asthmatikern und Kindern von Bedeutung.

Der Versuch lohnt sich immer. Sie brauchen dann vielleicht Ihrem Kind im Sommer den Verzehr von Erdbeeren nicht mehr zu verbieten, weil es sonst einen Ausschlag bekäme etc.

Ein besonders wirksames Verfahren ist das der Magnetisierung von Wasser:

Es muß beachtet werden, ob die Magnetisierung des Wassers von einer Frau oder einem Mann vorgenommen wird. Der Mann magnetisiert mit der linken Hand negativ und der rechten Hand positiv. Bei der Frau ist das umgekehrt.

Der Mann hat ein gefülltes Glas oder eine Flasche, gefüllt mit Wasser, in der rechten Hand, wobei seine Finger das Behältnis umschließen. Seine linke Hand hält er mit nicht ganz geschlossenen Fingerspitzen 5 – 10 Minuten über die Öffnung des Behälters. Damit ist das Wasser im Glas negativ polarisiert und kann für alle entzündlichen Prozesse eingesetzt werden. Außerdem ist es ein hervorragendes Mittel bei Verstopfungen.

Positiv polarisiertes Wasser, bei dem das Glas in der linken Hand gehalten und mit der rechten Hand magnetisiert wird, vitalisiert, macht munter und wirkt gegen Durchfälle.

Über den Zustand der Verdauung kann ermittelt werden, ob der jeweilige Mensch positiv oder negativ polarisiertes Wasser trinken sollte.

Wasser kann auch mit statischen Magneten oder mit einem elektromagnetischem Feld magnetisiert werden. Die Magneten werden an dem Gefäß, dem Glas, der Flasche mit Wasser angebracht und verbleiben hier 24 Stunden. Magnetisiertes Wasser verändert seine Oberflächenspannung, die elektrische Leitfähigkeit, den pH-Wert und die Stickstoff-Ionenkonzentration.

In Rußland sind auf wissenschaftlicher Basis eine Reihe von Versuchen mit magnetisiertem Wasser durchgeführt worden. Bei Autos konnten Ablagerungen im Wasserleitungssystem abgebaut und die Bildung neuer Konkremente verhindert werden. Dadurch wurde die Leistung normalisiert und der Verschleiß verringert.

Magnetisiertes Wasser führt zu einer verbesserten Verdauung, eine Übersäuerung wird vermieden. Menstruationsprobleme werden gelindert, Magen- oder Zwölffingerdarmgeschwüre gebessert, bestimmte Harnsteine werden aufgelöst oder es kommt nicht zur Steinbildung, Nierenbeschwerden können therapiert, gebessert oder beseitigt werden, die Harnausscheidung wird vergrößert, das Immunsystem wird gestärkt, es kommt zu einem neuro-vegetativen Ausgleich. Bei regelmäßiger Einnahme wird die Ablagerung von Cholesterin in den Gefäßen vermindert oder ganz vermieden.

Quellwasser ist oft natürlich magnetisiertes Wasser und daher besonders bekömmlich oder heilsam. Magnetisiertes Wasser eignet sich vorzüglich für die Reinigung von Wunden oder Verbrennungen.

Wenn Pflanzen regelmäßig mit magnetisiertem Wasser begossen werden, haben sie ein um 40% schnelleres Wachstum als jene, denen gewöhnliches Wasser verabreicht wurde. Kühe, die magnetisiertes Wasser zu trinken bekamen, gaben deutlich mehr Milch. Auch Milch kann vor dem Verzehr magnetisiert werden.

Das magnetisierte Wasser soll in kleinen Portionen eingesetzt werden, z. B. beim Erwachsenen 3 mal täglich einen Eßlöffel voll. Bei Kindern genügt 1 – 2 mal ein Teelöffel voll.

Nach Ablauf von 24 Stunden sollte jeweils neu magnetisiertes Wasser bereitet werden.In gleicher Weise können Sie mit Blumen und Pflanzen verfahren. Sie werden überrascht sein, wie positiv sie sich entwickeln werden.

Jede Behandlung mit den Händen ist an 4 Voraussetzungen gebunden:

1. Der zu Behandelnde muß zu dem Behandler und in das Verfahren Vertrauen haben.
2. Der Behandler muß von seinen magnetopathischen Möglichkeiten überzeugt sein.
3. Der Behandler muß in der Lage und bereit sein, geschehen zu lassen.
4. Der zu Behandelnde muß bereit sein, sich therapieren zu lassen.

Der animalische Magnetismus ist ein schmerzlinderndes, beruhigendes, manchmal auch einschläferndes Heilmittel zur Vorsorge und bei unterschiedlichen Erkrankungen.

Bei akuten Erkrankungen ist der Körper bestrebt, Giftstoffe auszuscheiden und die Immunität zu stärken. Die Magnetopathie unterstützt diesen Vorgang.
Bei chronischen Leiden wird durch die magnetopathische Behandlung die Krankheit in ein sanftes akutes Stadium zurückgeführt. Das Leiden wird in der Mehrzahl der Fälle wieder behandlungsfähig.

**Ich möchte an dieser Stelle noch einmal ausdrücklich warnen:**

> Behandeln Sie keine Krankheitszustände, die länger als 3 – 4 Tage bestehen, ohne vorherige fachliche Abklärung. Der animalische Magnetismus kann häufig die Schmerzen spontan verschwinden lassen. Damit ist aber nicht immer auch die Ursache beseitigt.

Jeder Schmerz, jede Mißempfindung ist ein Signal, mit dem Ihnen der Körper eine Störung signalisiert. Nehmen Sie solche Zeichen ernst. Ist der Zustand abgeklärt, dann können Sie ohne Bedenken allein oder zusätzlich zu den Verordnungen Ihres Therapeuten seine Maßnahmen durch das EAS erfolgreich unterstützen. Hält er es jedoch für vertretbar, auf andere Therapieformen zu verzichten und ausschließlich das EAS durchzuführen, dann sollten Sie auf alle in diesem Buch genannten Möglichkeiten zurückgreifen.

Sind Sie in Situationen, in denen ein Fachmann nicht zur Verfügung steht, oder sind Sie schulmedizinisch austherapiert, dann greifen Sie in jedem Fall auf das EAS zurück. Sie erfahren oft überraschend Hilfe oder, wenn das nicht mehr möglich ist, eine verbesserte Erlebensqualität.

Wenn Sie die Möglichkeit haben, das EAS an Tieren oder an Pflanzen durchzuführen, sollten Sie davon Gebrauch machen; denn die Erfahrung, die Sie dabei machen, ist für Sie selbst überzeugend und wertvoll. In Puerto Rico konnte durch den Einsatz von Magnetismus auf ganzen Plantagen der Ertrag deutlich erhöht werden. Die Pflanzen wurden stärker, fruchtbarer und nahrhafter.

Machen Sie selbst einmal den Versuch:

> Befestigen Sie zwei Magnete an einer Topfpflanze und beobachten Sie die Ergebnisse. Oder gießen Sie Ihre Pflanzen mit magnetisiertem Wasser. Sie werden überrascht sein.

In vielen Ländern der Erde wird bereits nach diesem Verfahren behandelt. Die Ergebnisse sind immer wieder auch für den Fachmann verblüffend und überzeugend. Machen Sie sich von Vorurteilen frei. Bekennen Sie sich dazu, ein integrierter Bestandteil der Natur zu sein. Machen Sie zu Ihrem und dem Wohl Ihres Nächsten von den Möglichkeiten Gebrauch, die uns die Natur mitgegeben hat.

**Wo kann Magnetismus in seinen unterschiedlichen Formen helfen?**

- Bei allen Schmerzzuständen. Zahn- und Kopfschmerzen, Gelenkschmerzen, Migräne können gemindert oder beseitigt werden.
- Nacken- und Rückenbeschwerden können gelindert oder gebessert werden.
- Rheumatische und arthritische Beschwerden werden positiv beeinflußt.
- Asthmatikern kann geholfen werden.
- Bluthochdruck kann mit guten Ergebnissen behandelt werden.
- Nervöse Herzanfälle können vielfach ohne Medikamente beherrscht werden.
- Der Heilungsprozeß bei Brüchen kann beschleunigt werden, die Wundheilung wird deutlich gebessert und die Narbenbildung auf ein Minimum beschränkt.
- Der Blutzuckerspiegel kann bei Diabetikern stabilisiert werden.
- Heißhunger kann beseitigt werden, der Stoffwechsel wird beschleunigt, es kommt zu einer deutlichen Gewichtsabnahme.
- Die Haut wird verbessert.
- Der Cholesterinspiegel kann normalisiert, Ablagerungen können beseitigt werden.

- Der Hormonspiegel wird normalisiert und stabilisiert.
- Menstruelle Beschwerden werden beseitigt, der Zyklus normalisiert.
- Tumore können in vielen Fällen positiv behandelt werden.
- Schlaflosigkeit, Verspannungen, Folgen von Streß können abgebaut und beseitigt werden.
- Die sexuelle Potenz kann deutlich gesteigert werden.

# *Alte Überlieferung in neuem Gewand*

# *Alte Überlieferung in neuem Gewand*

Nach der Lehre von Mesmer wirkt auf den Menschen am besten der Mensch, d. h. der kranke Mensch kann am besten dadurch geheilt werden, daß ihm der gesunde aus seinen eigenen Energien Kraft abgibt, ihn also gewissermaßen mit Gesundheit *ansteckt*.

Der Heilmagnetismus, wie ihn Mesmer und seine Schüler darstellten, lehrt, daß von jedem Naturkörper, also auch vom Menschen, ein feiner strahlender Äther ausgeht. Dieser Äther oder *animalische Magnetismus* ist in allem vorhanden, durchflutet alles, ist quasi die göttliche Urkraft allen Seins, aus der wir leben und sind. Die Welt, der gesamte Kosmos, ist ein einziges Kraftfeld, das nur darauf wartet, von der Menschheit dienstbar gemacht zu werden. Es ist also eine Aufgabenstellung für jeden Menschen, sich geistig und körperlich mit diesen Energien zu verbinden und sie für sich und andere nutzbar zu machen.

*Der Schlaf als Kraftquelle*

Wenn die natürlichen Körperfunktionen eingeschränkt sind, tankt der Mensch neue Energien auf, verbindet sich auf eine ihm von der Natur mitgegebenen Art mit den Kraftquellen des Alls. Während des Schlafes nimmt der Mensch Energien auf und gleicht Verluste aus. Es ist daher gar nicht gleichgültig, wie der Mensch schläft.

Der Mensch schläft am besten in Nord-Süd-Richtung, weil er dann in den magnetischen Kreis der Erde eingebunden ist.

*Bäume und Wasser als Kraftquelle*

In allem, was uns umgibt und mit dem wir zusammenkommen, sind Energien enthalten, in Steinen, in Pflanzen, in Bäumen, in Tieren usw. Dabei handelt es sich teilweise um sog. *diffuse* Kraftströme, die erst in eine Richtung gebracht werden müssen. Wenn man z. B. einen Eisenstab mit einem Magneten oder mit magnetisch gemachtem Eisen in eine bestimmte Richtung streicht, abhebt und wieder streicht, so wird der Eisenstab ebenfalls magnetisch und bekommt die Fähigkeit, andere Gegenstände anzuziehen.

In der gleichen Weise kann auch der Mensch den Eisenstab durch Reibung mit der Hand magnetisch machen. Er kann das Wasser dadurch *magnetisieren*, daß er es in bestimmter Richtung rührt. Jeder Gegenstand, insbesondere auch Bäume, können durch eine ganz bestimmte Art des Streichens magnetisiert werden. Unter diesem Gesichtspunkt versteht man unter *Magnetisieren*, alle Kraftströme in gleiche Richtung bringen. Die so magnetisierten Gegenstände haben die Fähigkeit, auf den Menschen intensiv zu wirken und einen Teil der gewissermaßen in ihnen konzentrierten Kraft zu übertragen.

*Von magnetisierten Bäumen* geht eine ganz besondere Kraft aus, die wir oft mit Erstaunen wieder zur Kenntnis nehmen müssen. Sie war schon von Urzeiten an bekannt. Bäume wurden schon in den heiligen Hainen in Gottesdiensten verehrt. Dabei wurden nicht die Bäume verehrt und angebetet, wie man glauben möchte, sondern die Kraft Gottes, die Energie Gottes, d. h. die Energie des Ganzen, die durch die Bäume vermittelt wurde, die Gott durch die Kraft der Natur den Menschen wieder nahebrachte. Die Menschen erkannten Gott aus der Natur und empfingen von ihm aus der Natur neue Kräfte.

Die Bäume sind ganz speziell als Kraftspender für uns von Bedeutung, und es ist wichtig, sich mit dem Magnetisieren der Bäume vertraut zu machen. Man magnetisiert Bäume, indem man in einiger Entfernung zunächst die Striche mit den Händen von der Spitze der Laubkrone bis zu den Wurzeln macht und im Bogen zurückgeht. Diese Striche müssen mehrere Minuten wiederholt werden. Sodann magnetisiert man in gleicher Weise den Stamm der Bäume mehrere Minuten lang in regelmäßigen Bögen. Zum Schluß magnetisiert man in gleicher Weise die Baumwurzeln.

In einer Gruppe kann man diese Magnetisierung des Baums noch verstärken, indem die Gruppe in einem Kreis den Baum umschließt und die Mitglieder der Gruppe sich die Hände reichen. Wenn die Gruppe dann noch singt oder Mantren spricht, wird der Magnetismus noch verstärkt. Solche Gesänge sollten sich aus Worten mit vielen Vokalen zusammensetzen. Schwermütige oder traurige Lieder sollten gemieden werden.

Choräle eignen sich ganz besonders zum Verstärken des Magnetismus. Der Laut, der Ton ist Energie, die übertragen werden kann.

Die Praxis hat gezeigt, daß das Amen am Ende eines solchen Liedes ganz besonders bedeutsam ist. Schon das Amen allein kann magnetische energetische Kräfte entwickeln. Die Gruppe geht langsam und ruhig, harmonisch um den Baum herum.

Nachdem der Baum magnetisiert ist, kann jeder einzelne oder die ganze Gruppe an den entwickelten Energien teilnehmen, indem wir einzeln oder gemeinsam den Baum umarmen oder einer den Baum umarmt und die anderen mit den Händen eine Kette bilden. Zur Erzeugung solcher energetischer Kräfte sind nicht alle Bäume gleichermaßen geeignet. Ganz besonders eignen sich dafür die Linden, Eichen, Buchen und Kiefern.

Unsere Vorfahren kannten schon die Kraft der Bäume. Sie wußten, daß man aus Bäumen Kräfte schöpfen konnte. So ist es z. B. zu erklären, daß vor jedes Haus eine Linde gepflanzt wurde, daß das Dorf eine Dorflinde besaß, daß um diese Dorflinde herum die Feste gefeiert wurden. Die Dorflinde ist solch ein Überbleibsel des alten germanischen Naturgottesdienstes.

Und wenn wir noch weiter zurückgehen, so stoßen wir überall auf die heiligen Haine der alten Germanen. Wir finden heilige Haine auf Rügen, in Mitteldeutschland und an all jenen Stätten, wo von den Druiden heilige Haine angelegt wurden. In diesen heiligen Hainen wurden Kranke geheilt. Der Gottesdienst unserer Vorfahren, der alten Germanen, und vieler Naturvölker besteht nicht nur aus leeren Gebetsformeln, sondern man wußte, daß die von den Menschen benötigten Kräfte durch die Bäume als Kraftspender vermittelt wurden. Die Kirchtürme sind aus dieser Sicht z. B. identisch mit den Spitzen der Bäume. Solche Spitzen wirken wie Kraftleiter. Der Kirchturm ist das Abbild des Baumes, und die Glocke dient ihrerseits dazu, durch ihren Ton diese Kraftquelle, diese energetische Potenz zu vermehren.

*Auch in den Pflanzen* ist animalischer Magnetismus und übt nachweisbar eine Wirkung auf den Menschen aus. Pflanzen wurden gesammelt, getrocknet und als Kräutersäckchen für Heilzwecke eingesetzt, wobei neben den Aromatika, die über die Geruchsorgane wirkten, auch die Magnetfelder der verwandten Pflanzen eine heilende Wirkung ausübten:

Kräutersäckchen für den Unterleib:
*Artemisia oder Matricaria*

Nervöse Magenbeschwerden:
*Mentha*

Kräutersäckchen für Brustbeschwerden:
Lavendula oder Koriander

Kräutersäckchen der Harnwege:
*Salbei oder Plantajo*

Schlafstörungen und Depressionen:
*Melisse (nachts unter das Kopfkissen gelegt)*

Erregungszustände, Antriebsschwächen, depressives Syndrom:
*Valeriana*

Kopfschmerzen, Spannungen, Folge von Stress:
*Beide Stirnseiten werden mit frischen Zitronenschnitten eingerieben.*

Aber nicht nur die Bäume, sondern auch *magnetisiertes Wasser* kann zu einer Kraftquelle werden.
Bewegtes Wasser ist magnetisiertes Wasser, d. h. gerichtetes Wasser. Man sagt: Ich *richte* dir das Bad.

Die magnetisierten Bäume und das magnetisierte Wasser sind Kraftquellen. Wir können, wenn wir aufmerksam sind, viele Hinweise auch in Namen bekommen. Der Rhein bedeutet im Griechischen so viel wie »das Fließende«. Fließendes Wasser *richtet* die Kraftströme, es bringt sie alle in eine Richtung. Darum ist fließendes Wasser magnetisiertes Wasser. Je schneller das Wasser fließt, je mächtiger es fließt, desto größer sind die Energien.

Wenn wir uns dessen bewußt sind, können wir bei einem Spaziergang durch die Natur an diesen Kräften partizipieren.

Wasser ist für die Arbeit mit dem animalischen Magnetismus von besonderer Bedeutung. Wir können Wasser zum Trinken, zum Waschen, als Umschlag, Klistier oder Bad für Heilzwecke einsetzen.

*Wie hat man nun in früheren Jahren Wasser magnetisiert?*
Man stellte die mit frischem Wasser gefüllte Flasche auf die eine Hand und hielt zunächst die andere hohle Hand auf die offene Mündung. Damit polarisierte man das Wasser. Anschließend hielt man sämtliche Fingerspitzen über das Wasser. Sodann legte man die auseinandergestreckten Finger auf die Mitte der Flasche oder eines Glases und fuhr nach oben gegen die Flaschenöffnung, wobei die darübergleitenden Finger in die Hand eingezogen und durch schnelles Ausstrecken derselben gleichsam das elektrische Feuer in das Wasser hineingespritzt wurde. Dieses wurde ein paar mal wiederholt. Anschließend wurde das Wasser angehaucht. Man stellte nun die Flasche auf den Tisch und machte in ein paar Zoll Entfernung einige Striche über die Flasche von oben nach unten, stellte sie an eine ruhige kühle Stelle und hüllte sie in ein seidenes Tuch ein.

*Wie soll magnetisiertes Wasser getrunken werden?*
Beim Gebrauch von magnetisiertem Wasser kommt es nicht darauf an, sehr viel zu trinken, sondern vielmehr, daß man öfter in kleinen Schlucken zu verschiedenen Zeiten davon trinkt. Magnetisiertes Wasser wurde eingesetzt für Magen-, Darm- und Nierenerkrankungen.

*Wie magnetisierte man ein Bad?*
Man tauchte die linke Hand am Fußende, die rechte Hand am Kopf in das Wasser und führte die Rotationen im Uhrzeigersinn durch. Das machte man fünf Minuten.

*Wie magnetisierte man Baumwolle?*
Man hielt Baumwolle in der einen Hand und machte mit der anderen Hand regelmäßige Striche darüber, und zwar von rechts nach links und von links nach rechts. Diese magnetisierte Baumwolle wurde für unterschiedlichste Erkrankungen eingesetzt. Magnetisierte Socken z. B. machen sofort warme Füße. Magnetisierte Taschentücher wurden auf dem Magen getragen und wirkten sich positiv bei Sodbrennen, Verdauungsstörungen, aber auch entspannend aus, wenn uns etwas auf dem Magen lag.

Durch Streichen, durch Rühren in eine Richtung und Reiben werden *alle Gegenstände magnetisiert*, d. h. die Kraftströme werden gerichtet und wirken dadurch heilend und gesundheitsfördernd auf den Menschen. Man könnte sagen, daß die Gegenstände in eine magnetische Spannung versetzt werden, die sich auf den anderen, auf den Gegenstand, mit dem sie in Berührung kommen, überträgt, quasi eine Entladung geschieht.

Das Bewußtsein um all diese Vorgänge kann uns vieles verständlich machen, z. B. den richtigen Umgang mit dem, was wir essen, mit Lebensmitteln. Geschlagene Milch in Form von Schlagsahne ist bekömmlicher und verdaulicher. Geschlagene Milch, also Schlagsahne, ist durch die Aufbereitung in eine magnetische Spannung versetzt und daher nicht nur ein Nährmittel, sondern kann durchaus auch als Heilmittel verwandt werden und ist für Kranke viel bekömmlicher.

Aus dem gleichen Grund ist z. B. Rührei viel bekömmlicher als ein gekochtes Ei. Im Rührei sind durch die Aufbereitung, das Schlagen in eine Richtung, magnetische Kraftströme geweckt, und das Rührei ist in Spannung versetzt, während beim gekochten Ei die Energien, die magnetischen Kräfte, durch das Wasser neutralisiert wurden.

Diese Überlegungen sind für alle Speisen wichtig, bei denen in einer bestimmten Richtung gerührt wird. Kartoffelbrei ist bekömmlicher als rohe Kartoffeln. Der Umstand, Speisen vor dem Genuß umzurühren, ist wahrscheinlich aus diesen Gründen ein menschliches Urbedürfnis. Man rührt Kaffee und Milch um, um die Kraftströme freizumachen und die Getränke magnetisch zu richten.

Mayonnaise schmeckt gut, wenn man Olivenöl mit rohem Eidotter zusammen verrührt und dadurch diese beiden Stoffe in eine magnetische Spannung versetzt. Ein während des Kochens dauernd umgerührter Griesbrei ist viel bekömmlicher als ein anderer nur vor sich hinkochender Brei.

Aber auch die Gedanken, die derjenige hat, der die Speise *zurichtet*, sind von Bedeutung, werden quasi in die Speise hineingekocht und manifestieren sich als magnetische Spannung. Daher:

> Jede Speise, die bekömmlich sein soll, sollte zugerichtet, also magnetisiert werden.

Aber nicht nur das Anrichten ist von Bedeutung, sondern auch der Verzehr:

> Beim aufmerksamen ruhigen Essen setzen wir die magnetisierten Kraftströme der Speise frei.

> Wir entwickeln Speichel, und Speichel ist ein ganz besonderes, intensives Energetikum. Zunge und Speichel besitzen magnetische Heilkräfte. Das wissen die Tiere und lecken die Wunden. Mit der Zunge kann Lebensenergie übertragen werden, und der Speichel ist *Lebensmagnetismus in flüssiger Form*.

Wir sollten daher mit unserem Speichel haushälterisch umgehen. Wenn wir ausspeien, geben wir Lebenskraft von uns. Raucher, Menschen, die priemen, die gedankenlos ausspeien, die die Sensibilität der Zunge durch Alkohol zerstören, reduzieren dadurch ihre Lebensenergie. Der Speichel sondert energetisch-magnetische Ströme zur Verdauung ab. Deshalb ist es so wichtig, daß die Speise gut eingespeichelt wird, quasi durch die Zunge gleichgerichtet wird. Durch unser Bewußtsein können wir das intensivieren. Mit der Zeitung in der Hand beim Essen, bei der Mahlzeit in Hast und Eile, wenn die Nahrung nicht gekaut, also nicht gleichgerichtet wird, gehen wir all dieser Möglichkeiten verlustig. Deshalb ist es so wichtig, bewußt zu essen. Geistige Kräfte, die auf ein bestimmtes Ziel gerichtet werden, energetisieren. Unter diesem Gesichtswinkel bekommt das Tischgebet wieder eine Bedeutung.

Den Speichel des Menschen können wir für die Heilung von Wunden einsetzen. Der Speichel ist insbesondere für die Gesundheit der Zähne von Bedeutung, das sog. *Speichelziehen* oder *Ölziehen* ist wieder in Mode gekommen.

Der Mensch überträgt beim Kuß Energien, die dann zu biomolekularen hormonellen Reaktionen führen.

Nicht nur die liebevolle Zubereitung der Speise ist unter diesem Gesichtswinkel von Bedeutung, auch das Herrichten der Wäsche, die im Haushalt verbraucht wird, ist wichtig. Bei allen Völkern wurde dem Bett eine besondere Aufmerksamkeit gewidmet. Auch bei uns nimmt das Bewußtsein um die Bedeutung eines guten Bettes wesentlich zu. Ein magnetisiertes Bett ist ein Bett der guten Gedanken und der Energien. Man sollte das Bett machen, es zurichten, das Laken durch Streichen und Klopfen energetisch anreichern. Kein Mensch will sich z. B. in ein ungemachtes Bett legen. Es ist nicht gleichgültig, wie man das Bett macht und wer das Bett macht.

Keine Mutter oder Vater sollte es sich nehmen lassen, die Betten ihrer Kinder selbst zu machen und dabei mit der Hand regelmäßige Striche in der Nord-Süd-Richtung auszuführen. Diese Striche sollten vom Kopf- bis zum Fußende gezogen werden. Am Fußende wird abgesetzt, und man fährt mit der Hand in der Luft zum Kopf zurück. Dadurch wird das Bett *magnetisiert* und in eine bestimmte Kraftrichtung gebracht. Schlafen in einem magnetisierten Bett gewährleistet einen ganz anderen Schlaf als in dem neutral gemachten Hotelbett. Für Kranke ist das Magnetisieren des Bettes ganz besonders wichtig. Im Mittelalter wurde z. B. dem Gastfreund das Bett angewärmt, indem man ein gesundes Familienmitglied eine Zeitlang hineinschickte. Dadurch wurden magnetische Kräfte auf das Bett geleitet, und diese kamen dem Gast zugute. Das Kind fühlt sich am wohlsten im Bett der Mutter. Das kranke Kind wird bei der Mutter wieder gesund. Die magnetischen energetischen Kräfte der Mutter heilen das Kind.

Bei der Überlegung, daß umgerührte Speisen und umgerührte Getränke gewissermaßen energetischer wirken als nicht umgerührte, begegnen wir dem heutigen modernen Wissen der Laser-Technik, d. h. der Gleichrichtung von Energien. Diese Überlegungen sind auch bei der Herrichtung von homöopathischen Arzneimitteln wichtig. Das homöopathische Mittel soll mehrmals mit einem Horn- oder Holzlöffel umgerührt werden. Umgerührte Medizin ist magnetisierte Medizin; denn durch Umrühren, Reiben, Schlagen wird die Materie in Spannung versetzt. Derjenige, der umrührt oder reibt, überträgt einen Teil seiner Energien seines *animalischen Magnetismus* auf die Medizin oder die Speise oder das Getränk. Wenn jemand Speisen mit Mißmut und Unlust bereitet, so prägt er das in die Speise, in das Medikament, in das Getränk. Manche Speisen und Getränke schmecken uns nicht, weil sie eben nicht sorgfältig und mit guten Gedanken zubereitet wurden oder die entsprechende Person nicht gesund war.

Wir müssen uns immer vor Augen halten, daß ein Einfluß vom belebten Menschen auf die Materie übergeht. Die Materie belebt sich unter seinen Fingern, die Hände werden zu segnenden Händen, die gute Gedanken in die Speise, in das Getränk hineingleiten lassen und es dadurch bekömmlich machen.

Wirklich kochen, Speisen zubereiten, Getränke zubereiten kann nur ein in sich selbst harmonischer und liebevoller Mensch. Die liebevolle Zubereitung von Essen wird zu einem Kraftquell aller, die daran teilnehmen.

*Mineralien* haben einen magnetopathisch-energetischen Einfluß. Die Kenntnisse über die Heilkräfte der Mineralien sind uralt, und schon Orpheus lehrte die Geheimnisse der Mineralien in seinen Mysterien:

Bergkristall:
*Allgemein energetisierender, klärender Einfluß*

Kristalle generell:
*Mittel gegen Alpträume, Schlafstörungen*

Rote Koralle:
*Verdauungsfördernd und blutstillend*

Chrysolith:
*Fiebersenkend*

Grüner Jaspis:
*Oedem-ausleitend und fiebersenkend*

Opal:
*Stärkt die Augen, gut für Fehlsichtigkeit*

Bernstein:

*Gut bei Regelstörungen, Regelschmerzen, Halsschmerzen, Bronchitis (deshalb wird von vielen Frauen eine Bernsteinkette getragen).*

Topas:

*Blutstillend und positiv wirkend bei Hämorrhoiden*

Grüner Smaragd:

*Gegen Nierenschmerzen, Blaseninkontinenz und pseudoepileptische Erkrankungen*

Achat:

*Durststillend*

Amethyst:

*Positiv wirkend bei Suchtkrankheiten, insbesondere bei Alkoholismus*

Kohle:

*Beruhigt den Sympathikus und senkt einen zu schnellen Puls*

Silber:

*Beschleunigt einen zu langsamen Puls*

Nachfolgend einige Regeln, wie man sich selbst magnetisiert. Mesmer sagte:

»Der Mensch ist nach den polaren Gesetzen erschaffen. Er hat eine blaue Strahlseite rechts und eine gelbrote Strahlseite links. Die Poren, die Hände und die Augen strahlen weiß. Der Mensch hat es in seiner Macht, mit Hilfe der Hände und Füße die Strahlungen und die Ströme des animalischen Magnetismus zu lenken. Dabei sind die Arme gewissermaßen die Schalter. Sie müssen beim Selbstmagnetisieren unterscheiden.«

Die Selbstbehandlung erfolgt, indem man die inneren Handflächen an der Mitte des Kopfes so ansetzt, daß sich die Fingerspitzen berühren und man bis zu den Hüften seitlich am Körper herabstreicht und in Bogen zurückkehrt. Dann setzt man die Innenfläche des rechten Fußes am Oberschenkel an und streicht nach unten und geht, ohne das Bein zu berühren, zurück. Mit dem linken Fuß verfährt man dann in gleicher Weise. Diese Manipulation mache man zehnmal hintereinander.

Die Bewegungen sollten ruhig und ohne Hast ausgeführt werden. Man kann zur Verstärkung des Magnetismus singen oder summen. Eine Selbstmassage muß zu einer Zeit ausgeübt werden, wo man nicht gestört wird, am besten morgens und abends jeweils zehn Minuten.

Wenn ein Körperteil an Disharmonie der magnetischen Ströme leidet, so kann ihn der Mensch durch Streichen richten, wieder herrichten. Sind aber größere Kraftfelder des Organismus in Disharmonie geraten, so wird der Kranke nicht umhin können, sich an einen Heiler, an einen Therapeuten zu wenden. Das scheint im göttlichen Schöpfungsplan so vorgesehen.

»Wir sollen erkennen und lernen, daß wir keine Einzelwesen sind. Wir sollen erfahren, daß wir dem Nächsten auch etwas verdanken können. Wir sollen zur Erkenntnis kommen, daß wir allesamt Brüder und Schwestern sind, die sich lieben und einander wohltun sollen; denn alle Menschen sind Kinder und Produkte der ewigen Kraft. Sie können nur leben und gesund und glücklich sein, wenn sie im richtigen Verhältnis zueinander stehen.« (Zitat Mesmer)

Einige Spezialübungen bei

a. Schlafstörungen:
   Man legt die eine Hand auf die Stirn und die andere auf den Magen und beläßt sie so für fünf Minuten.
   Unterstützen kann man diese Heilbehandlung, wenn man ein Kräutersäckchen, wie vorgenannt, unter den Kopf legt.

b. Zur sexuellen Beruhigung legen wir die linke Hand unter den Hinterkopf und die rechte Hand auf die Symphyse.

c. Bei Kopfweh legt man die rechte flache Hand auf den Scheitel und die linke Hand auf das Genick für ca. fünf Minuten.

Es ist eine Tatsache, daß wir nicht überall, in allen Räumen, in aller Umgebung gute Gedanken, produktive und harmonische Gedanken fassen können. In manchen Räumen, in mancher Umgebung ist es vollkommen unmöglich. Die Aufmachung und Einrichtung der Zimmer, das Exterieur lenkt uns ab, zerstreut uns, läßt uns kalt. Andere Räume oder Wohnungen dagegen laden uns geradezu auf, bringen uns in Feiertagsstimmung, harmonisieren uns. Wir sollten uns aber in unserem Lebensraum einen Ort der Ruhe, der Energie, der Sammlung, der Harmonie schaffen, einen Ort, einen Raum der Sammlung, quasi einen Raum unseres Hausaltars.

Immer dann, wenn wir uns leer fühlen, gestreßt fühlen, aggressiv sind, am Morgen, wenn wir unsere Arbeit beginnen, sollten wir uns in diesem Raum auf uns selbst zurückbesinnen und sammeln, ggf. ein Lied singen. Lieder, Töne, Gesänge, Worte materialisieren sich, energetisieren, werden zu Kräften, die sich dann auch auf andere übertragen. Die Atmosphäre mit Energie füllen, kann zur Sammlung positiver Gedanken, zu einer Affirmation für das weitere Vorgehen werden.

Früher wurde bei der Arbeit gesungen. Das erzeugte Energien. Früher strich der Handwerker liebend über sein vollendetes Werk, und ein solches Meisterstück brachte Glück und Segen, es war gerichtet. Bringen wir Gedanken des Segens, der Harmonie, der Kraft in alles das, was wir tun. Tun wir das ganz bewußt.

Wenn jeder wieder an seinem Platz, auf den er gestellt ist, bewußt segnend schafft, bekommt alles das, was er herstellt, eine ganz andere Qualität.

Mit der Kraft unserer Gedanken können wir die energetischen Kraftströme anreichern. Wir sollten Ruhepausen einlegen und sie mit positiven, kraftspendenden, harmonisierenden, affirmativen Gedanken füllen, die wir segensreich auf uns selbst und andere übertragen.

Unsere Umgebung, Gegenstände unserer Umfelds sind mit Kraftströmen getränkt, die auf unsere Gedanken einen Einfluß nehmen, unsere Gedanken formen. Werden wir sensibel, um diese Frequenzen zu erspüren und an ihnen partizipieren zu können. Musik, Töne, Gesang, Worte können unsere eigenen energetischen magnetischen Kräfte potenzieren.

Das ist auch den indischen Yogis bekannt, die durch bestimmte gesprochene Worte und Intonisationen Energien aktivieren und somit die Kraftzentren, die Chakren, in sich wecken. Die Arbeit mit den Mantras, d. h. mit ganz bestimmten Worten, mit Silben, wird zu einem kraftspendenden Energetikum, weckt Kräfte im menschlichen Organismus. Deshalb ist es auch so wichtig, daß wir uns in der Verwendung negativer Ausdrücke, negativer Worte zurückhalten, daß wir uns nur positiv und harmonisch artikulieren, negative Zustände nicht substantivieren und damit zu unserem negativen Besitz machen.

Wenn man diese alten Vorstellungen und Umgehensweisen liest, könnte man versucht sein zu schmunzeln oder sie als nicht mehr in unsere Zeit passend abzutun. Ich habe jedoch immer wieder erlebt, daß Menschen, insbesondere wenn sie in Not waren, nicht mehr weiterwußten, alle möglichen Therapieverfahren erschöpft waren, zu diesen alten Therapieverfahren griffen und oft erstaunliche Heilung und Hilfe erfuhren.

Ich glaube, daß jeder von uns für sich selbst entscheiden muß, was, wie und wann er etwas tun will, von den Kräften der Natur Gebrauch machen will oder eine vielleicht gegebene Chance verpaßt.

Ich möchte, wenn ich diese alten Vorgehensweisen in dieses Buch aufgenommen habe, nicht behaupten, daß damit aus wissenschaftlicher Sicht ein Heilversprechen verbunden ist. Trotzdem ist nicht zu verleugnen, daß sie sich oft über Jahrhunderte, ja, Jahrtausende erhalten haben, weil die Menschen damit Erfolge hatten. Wäre dem nicht so, gäbe es keine so detaillierten Erläuterungen, wie wir sie heute besitzen.

Deshalb sollte dem Titel des Buches gemäß jeder darangehen, den Therapeuten auf seine Art, ggf. nach diesen alten Regeln, in sich zu entdecken.

# *Über die praktische Arbeit mit dem statischen Magnetismus*

## *Über die praktische Arbeit mit dem statischen Magnetismus*

**Können statische Magnete oder elektromagnetisch erzeugte Felder in der Akupunktur oder Akupressur, in der Reflexologie, in der Schmerztherapie eingesetzt werden?**

Diese Fragen können wir ohne jede Einschränkung mit einem JA beantworten.

In Fernost und Indien werden statische Magnete aufgrund ihrer schnellen und positiven Wirkung und zur Kostenminimierung seit langem im Gesundheitswesen verwendet. Statische Magnete gehören zur Erste-Hilfe-Ausrüstung genauso wie Bandagen und Heftpflaster. Sie werden in Japan, China und Indien eingesetzt, um das energetische Niveau des Menschen anzuheben oder zu harmonisieren, ein körperliches und geistiges Wohlbefinden zu initiieren, den Schlaf zu fördern, Schmerzen zu mildern, den Kreislauf zu verbessern, das Immunsystem zu stimulieren und viele verschiedene Unpäßlichkeiten zu bekämpfen.

In Kalifornien/USA, Puerto Rico, Japan, Schweden, Rußland, Frankreich und Großbritannien wird umfangreich auf dem Gebiet der statischen Magnetopathie an den Universitäten geforscht und diese Form der Therapie in der täglichen Praxis bei der Behandlung unterschiedlicher Krankheiten eingesetzt.

Dr. Osamu Itoh (Japan) hat ein vielbeachtetes Buch über elektrisch-induzierte Magnettherapie geschrieben, das wiederum Dr. T. N. D. Williams (England) zu weiteren Forschungen veranlaßte. Seine Forschungsergebnisse waren in Japan der Grund, kleine statische Magnete unter Beachtung der Akupunkturregeln einzusetzen oder auf Reflexgebiete punktförmig aufzulegen.

Dr. Dhanlal Gala, ein indischer Physiker und Arzt, hat über viele Jahre umfassend über statische Magnettherapie geforscht und sie in seiner Praxis bei unterschiedlichsten Krankheitsbildern eingesetzt. In seinem Buch

*Sei dein eigener Arzt mit Magnettherapie*

gibt Dr. Gala nachfolgende Erklärung über seine Gründe für die positiven und heilenden Veränderungen durch Magnetfeldtherapie an:

> »Sobald magnetische Wellen auf den Körper appliziert werden, werden im Blut Wirbelströme erzeugt. Es kommt zu einer Erwärmung des Blutes und einer Vermehrung der Ionen, die darin zirkulieren. Wenn solch ionenreiches, polarisiertes und warmes Blut zirkuliert, erzeugt es im Körper eine gesundheitsfördernde, stimulative Wirkung. Schlackenstoffe des Stoffwechsels, die sich in den Muskeln angesammelt haben, werden ausgeschieden. Auf diese Weise werden Muskelverspannungen, Müdigkeit und Schmerz gelindert. Ablagerungen von Cholesterin in den Gefäßsystemen werden aufgelöst und abgetragen. Es kommt zu einer Verbesserung der Durchblutung lebenswichtiger Organe, und die endokrinen Funktionen werden verbessert.

> Zusammengefaßt:
> Magnetisiertes Blut verjüngt und kräftigt jede einzelne Zelle des Körpers, erlaubt den verschiedenen Systemen, effizienter zu arbeiten und erhöht die Widerstandsfähigkeit gegen Krankheiten.«

Auf dem britischen Gesundheitssektor nimmt die Therapie mit statischen Magneten heute bereits in der Vorsorge und der Behandlung von Krankheiten wie z. B.

> bei der Heilung von Knochenverletzungen und Brüchen,
> bei Narbenbildung durch Operationen, nach Verbrennungen und Verbrühungen,
> bei Muskelproblemen unterschiedlicher Art,
> bei krankhaften Zuständen der Lunge, Leber, Prostata, Gebärmutter, Nieren, Därme und Blase

einen festen Platz ein.

Wissenschaftler unterschiedlicher Fachrichtungen bestätigen, daß Magnetismus alle Formen unterschiedlichen Seins beeinflußt und alle Dinge und Lebewesen ihre eigene *Energie oder ihr eigenes elektromagnetisches Feld* haben. Wir sind in der Tat ständig von einem kraftvollen magnetischen Feld umgeben und beeinflußt, unserem eigenen und jenem, das von allem um uns herum ausgeht.

Wenn ein Meridian oder Akupunkturpunkt blockiert ist, kommt es zu körperlichen oder seelischen Problemen oder Krankheit. In der

Akupunktur werden in solchen Fällen von geschulten Therapeuten in bestimmte Punkte Nadeln gesteckt, um damit den ungestörten Energiefluß wieder anzuregen und Blockaden zu eliminieren. Diese Punkte können auch durch eine Art Punkt-Massage, die Akupressur, positiv beeinflußt und behandelt werden.

In der Magnettherapie können wir durch die Verwendung von statischen oder elektrostatischen Magneten an diesen Akupunktur- oder Akupressurpunkten, ähnlich wie bei der Verwendung von Nadeln, das Wohlergehen verbessern und unsere Schmerzen und Unpäßlichkeiten, unsere Krankheiten lindern oder ganz beseitigen.

Wir können Magnete unter Beachtung der *Pol-Richtlinien* auf diese Punkte oder auf Reflexzonen auflegen oder mit Pflastern aufkleben. Sie sollten auf den Punkten oder Reflexzonen für jeweils 2 – 3 Stunden verbleiben, können aber auch bei schweren Erkrankungen, z.B. bei Krebs, ein bis zwei Tage belassen werden. Als Faustregel gilt, lieber kürzere Zeiten, z. B. 1/2 Stunde, verwenden, dafür aber mehrere Male im Laufe eines Tages einsetzen.

Bei Schmerzen können die Magnete direkt auf die Schmerzgebiete, unabhängig von den Akupunkturpunkten, aufgelegt werden.

Mit dem Magnetroller können die entsprechenden Stellen oder Punkte immer wieder im Laufe eines Tages berollt werden. Die Rolle eignet sich naturgemäß besonders für die Behandlung flächiger Gebiete.

So können z. B. die Zonen der Hand im Laufe eines Tages vorsorglich immer wieder zur Harmonisierung des menschlichen energetischen Potentials sanft und vorsichtig behandelt werden. Dabei wird neue Energie zugeführt und ein Zuviel abgebaut.

Um von den positiven Möglichkeiten der Magnettherapie zu profitieren, müssen wir nicht viele Kilometer reisen, um qualifizierte Therapeuten zu finden. Wir müssen nicht viel Geld dafür ausgeben; denn wir können alle Segnungen dieses Verfahrens einfach, wirksam und schadensfrei zuhause genießen, sei es durch die Hände oder Nähe des anderen oder durch unterschiedliche statische oder elektromagnetische Verfahren.

Durch magnetische Verfahren kann besonders positiv und wirksam auf Migräne, Schlaflosigkeit und verminderte Sexualkraft langfristig Einfluß genommen werden, ohne daß es zu unerfreulichen, unerwünschten oder schädigenden Nebenwirkungen kommt.

Polaritäten *beim Mann:*

Kopf +
Rechter Fuß +
Linker Fuß –
Rechte Hand +
Linke Hand –

Polaritäten *bei der Frau:*

Kopf +
Rechter Fuß –
Linker Fuß +
Rechte Hand –
Linke Hand +

Polaritäten der Finger
*bei der Frau und dem Mann,* siehe Abbildung:

Daumen neutral
Zeigefinger –
Mittelfinger +
Ringfinger –
Kleiner Finger +

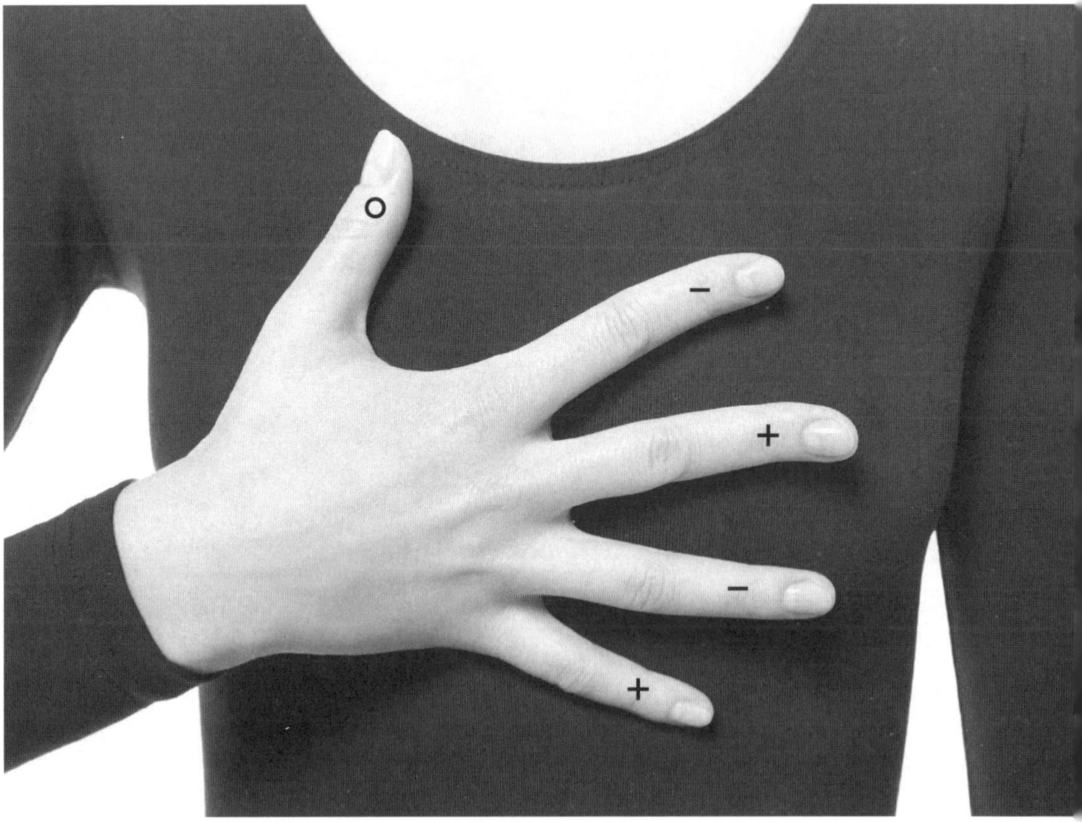
o
–
+
–
+

# *Magnetismus und Zärtlichkeit (»Streichel-Medizin«)*

## *Magnetismus und Zärtlichkeit (»Streichel-Medizin«)*

Es ist nicht immer die Pille, die zur Heilung führt. Vergessen wir nicht die wunderbare Kraft, die auch beim Streicheln in unseren Händen liegt. Streicheln ist eine Medizin, Streicheln ist lebensnotwendig, Streicheln ist eine besondere Form von Magnetopathie.

Der Mensch braucht von Geburt an solche Streicheleinheiten, solche magnetischen Striche. Wir können das schon im Tierreich erleben. Wenn ein Tier das andere leckt, so ist das nicht nur ein Zeichen der Reinlichkeit, sondern auch eine ganz besondere Form der Zärtlichkeit und Zuwendung. Streicheln ist besonders bei Kindern von Bedeutung.

Von der ersten Minute des Geborenwerdens sollen Eltern nie versäumen, das Kind bei jeder nur möglichen Gelegenheit zu streicheln und zu liebkosen. Jeder von uns hat schon einmal erlebt, wie schnell die Spannung nachläßt, wenn die Hände einer uns liebenden Person vorsichtig über unseren Kopf, über unseren Leib fahren.

Das magnetisierende, sanfte Streicheln über die Haut wirkt auf die Hormondrüsen und das vegetative Nervensystem und stimuliert so die Funktion der einzelnen Organe. Streicheln ist bei der Behandlung der Frigidität und Impotenz ein bedeutsames Mittel und in vielen Fällen wirksamer als Pillen. Die Forschungen der Amerikaner

William Masters und Virginia Johnson stellen das unter Beweis. Sie raten zu einer Stimulation durch Streicheln, ohne daß es dabei zu sexuellen Handlungen kommen muß.

Neuere Forschungsergebnisse, insbesondere der Russen, beweisen, daß durch das magnetisierende Streicheln die elektrischen Potentiale der Zellen aufgebaut werden. Das *»Bioplasma« wird offenbar, wie wir durch die Kirlian-Fotografie sehen können, »aufgefüllt«.*

Wie oft haben wir beim Streicheln das Gefühl, über einen samtenen Film zu gleiten (das elektrische Potential), und merken dabei ein Kribbeln in unserer Hand. Der Volksmund sagt: »Es durchfährt mich wie Strom.« Hier erfahren wir die Verbindung zwischen dem Streicheln und der dabei entstehenden magnetischen Felder.

Das magnetisierende Streicheln hat aufgrund seiner biomolekularen Reaktion auch eine deutliche psychische Auswirkung. Wir sollten das Streicheln daher nicht nur stofflich sehen, sondern begreifen, daß wir durch das magnetisierende Streicheln als eine Geste der Hingabe und Zuwendung ein ganzheitliches Geschehen im anderen initiieren.

Das Gefühl, geliebt zu werden, geborgen zu sein, sich anlehnen zu können, sich hinzugeben, das sich in dem magnetisierenden Streicheln artikuliert, ist ein wesentliches Instrumentarium zur Harmonisierung aller Lebensvorgänge in Liebe und Zufriedenheit.

Nicht nur das Streicheln ist von Bedeutung, auch der Kuß ist, wie wir schon an anderer Stelle gesehen haben, eine magnetopathische Stimulation. Wissenschaftliche Untersuchungen haben ergeben, daß alle Stoffwechselvorgänge im menschlichen Körper durch den Kuß beschleunigt werden. Durch den Kuß wird der Ausstoß des Kreislaufhormons Adrenalin, des Schilddrüsenhormons und des Hormons der Nebennierenrinde erhöht. Es wird mehr Insulin produziert, die gesamten neuroendokrinen Vorgänge werden beschleunigt. Wir sollten doch von dieser Möglichkeit Gebrauch machen; denn der Kuß schmeckt süßer als Tabletten.

# *Magnetismus und Aromatherapie*

## *Magnetismus und Aromatherapie*

Ich habe an verschiedenen Stellen dieses Buches auf die zusätzliche Möglichkeit der Einreibung mit ätherischen Ölen hingewiesen. Die Einreibung der Haut mit ätherischen Ölen hat eine magnetisierende Wirkung sowohl auf das ätherische Öl als auch auf die mit den Händen geriebenen Hautareale. Es ist daher verständlich, daß diese so eingesetzten ätherischen Öle eine sehr viel deutlichere Wirkung und ein viel größeres Spektrum haben. So mit den Händen magnetisierte ätherische Öle werden in den Körper resorbiert und entfalten einen doppelten Effekt.

> Sie wirken zum einen unmittelbar im eingeriebenen Gewebe und zum zweiten über die langsame Resorption in den Organismus und entfalten somit eine für alle Organe bedeutsame Wirkung.

Ich möchte Ihnen daher folgende Hinweise zur Aromatherapie generell und zur spezifischen Wirkung von wesentlichen Aromatika geben:

Die Aromatherapie ist eine sehr alte Methode der Erfahrungsmedizin. Jeder aromatische Stoff hat ein anderes Wirkungsspektrum. Die Aromastoffe der Küchenzwiebel haben z. B. eine stark bakterizide Wirkung. Kamille ist in der Lage, in hoher Konzentration Giftstoffe, die von Bakterien gebildet werden, zu inaktivieren. Zerkleinerte Faulbaumknospen töten Mücken, Fliegen und

Bremsen durch Lähmung des zentralen Nervensystems. Frischer Knoblauch tötet Einzeller in knapp zehn Minuten. Knoblauch wirkt im Darm gegen eingedrungene pathogene Keime wie Bakterien von Ruhr, Typhus, Paratyphus, Cholera und Tuberkulose etc.

Die wirksamen Bestandteile aller dieser Riechstoffe sind ätherische Öle. Es handelt sich dabei um Terpentinverbindungen, Kohlenwasserstoffe, Alkohole, Aldehyde und Ketone. Ihre biologischen Wirkungen können verschieden sein, wobei sie in den meisten Fällen antiseptisch wirken. Sie wirken entweder unmittelbar auf den Stoffwechsel oder über das zentrale Nervensystem. Aromatika steigern auch die natürlichen Abwehrkräfte unseres Organismus.

Der Erfolg der Einreibung mit magnetisierten Aromatika hängt nicht nur von der Reizgröße ab. Die kleinsten Reize können oft die größten Kräfte entfalten. Die Aromatika können entweder nach bestimmten Rezepturen eingenommen oder auf die Haut aufgetragen werden. Insbesondere bei mit den Händen, rechts oder links rotierend, aufgetragenen Aromatika kommt es durch die zusätzliche Magnetisierung oft zu verblüffenden Erfolgen. Die Haut ist das größte reflektorische Organ unseres Körpers.

Besonders möchte ich noch einmal auf die antibakterielle Wirkung und die Möglichkeit zur Beseitigung von Pilzerkrankungen durch ätherische Öle bei unterschiedlichen Infektionen hinweisen. Das Interesse auf diesem Gebiet hat durch die Entwicklung immer neuerer Antibiotika zunächst nachgelassen, erfährt heute jedoch eine Renaissance, da erkannt wurde, daß in vielen Fällen Pflanzenessenzen eine brauchbare und weniger schädliche Therapie ohne Nebenwirkungen ermöglichen.

Inwieweit der Einsatz des entsprechenden Aromatherapeutikums beim Vorliegen einer bestimmten Erkrankung gerechtfertigt ist, vermag nur der fachkundige Therapeut sicher zu entscheiden.

**Aromatika und ihre Wirkung:**

*Grüner Anis*
wirkt entkrampfend, magenfreundlich, fördert den Schlaf, entblähend, harnabführend, allgemein beruhigend und unterstützt die Verdauung.

*Basilikum*
wirkt kräftigend, magenfreundlich, harntreibend, entkrampfend, entblähend.

*Bohnenkraut*
kräftigt, entbläht, ist antiseptisch, stuhlfördernd, positiv gegen Impotenz, magenfreundlich.

*Estragon*
wirkt allgemein anregend, entkrampfend, antiseptisch und verdauungsfördernd.

*Eukalyptus*
wirkt allgemein antiseptisch, gegen Parasiten, entkrampfend, balsamisch, senkt Fieber, ist kräftigend und adstringierend.

*Fenchel*
ist magenfreundlich, regt an, fördert die Menstruation, entbläht, wirkt harntreibend, entkrampft und ist stuhlgangsfördernd.

*Geranie*
ist adstringierend, antiseptisch, antidiabetisch und positiv zur Heilung von Wunden.

*Ingwer*
entbläht, ist kräftigend, gut gegen Fieber, anregend und antiseptisch.

*Kajeput*
antiseptisch, gegen Nervenschmerzen, gegen Würmer, entkrampfend

*Römische Kamille*
entkrampft, beruhigt den Magen, ist gut gegen Würmer, fördert die Menstruation, wirkt schweißtreibend, heilt Wunden, wirkt lindernd gegen Rheuma.

*Karotte*
entblähend, wirkt harntreibend, menstruationsfördernd, gut gegen Durchfall.

*Gewöhnlicher Knoblauch (Allium sativum)*
Knoblauch hat eine antiseptische Wirkung, ist gut gegen Spulwürmer und hohen Blutdruck, wirkt magenfreundlich, entkrampfend, entblähend, fiebersenkend.

*Koriander*
wirkt entblähend, entkrampfend und magenfreundlich.

*Kümmel*
entblähend, magenfreundlich, entkrampfend

*Lavendel*
entkrampft, wirkt schmerzlindernd, beruhigt die Gehirn-Rückenmarkerregbarkeit, wirkt bakterizid, antiseptisch, wundheilend, harntreibend, fördert den Gallenfluß, ist schweißtreibend, antirheumatisch, wirkt positiv bei Kopfschmerzen, ist blutdrucksenkend, wirkt gegen Insekten und Parasiten.

*Majoran*
wirkt anregend, entkrampfend, blutdrucksenkend, entbläht, steuert den Vagus und nimmt in vielen Fällen Schmerzen.

*Muskat*
allgemein anregend, kann Schmerzen nehmen, ist antiseptisch und entbläht.

*Nelke*
ist magenfreundlich, entblähend, entkrampfend, antirheumatisch, wirkt gegen Zahnschmerzen, ist ein energetisches Antiseptikum.

*Niaoli*
ist insbesondere bei Schleimhautentzündungen ein gutes Antiseptikum, wirkt balsamisch, positiv bei Wunden einzusetzen, ist gut gegen Würmer und Durchfall.

*Petersilie*
fördert die Menstruation und ist harntreibend.

*Pfefferminz*
wirkt allgemein anregend, ist magenfreundlich, entkrampft, entbläht, ist allgemein antiseptisch, kann in der Schmerztherapie sehr positiv eingesetzt werden, wirkt gegen Parasiten.

*Rosmarin*
ist positiv für die Wundheilung, antiseptisch, entkrampfend, fördert die Menstruation, wirkt antirheumatisch, positiv bei Verstauchungen und Prellungen, wirkt antineuralgisch und anregend.

*Salbei*
ist antiseptisch, schweißhemmend, harntreibend, kräftigend und entkrampfend, mentstruationsfördernd, adstringierend, positiv für das Hormonsystem der Frau.

*Sandelholz*
besonders wichtig als Urin- und Lungenantiseptikum, kräftigend und adstringierend.

*Terpentin*
wirkt balsamisch, antiseptisch, antirheumatisch, antineuralgisch und stuhlfördernd.

*Thuja*
ist positiv bei Hämorrhoiden, harntreibend und gegen Warzen.

*Thymian*
wirkt entkrampfend, balsamisch, antiseptisch für Darm und Lunge, allgemein kräftigend, menstruationsfördernd, ableitend.

*Wacholder*
ist harntreibend, sekretionsfördernd, magenfreundlich, antiseptisch, heilt Wunden, kräftigt.

*Ylang-Ylang*
wirkt antiseptisch, positiv bei Tachykardien (erhöhter Herzschlagfolge), bei hohem Blutdruck.

*Ysop*
ist harntreibend, adstringierend, heilt Wunden, entbläht, regt an, magenfreundlich und kräftigend, wirkt gegen Würmer.

*Zitrone*
wirkt antiseptisch, venenstärkend und keimtötend.

*Zwiebel*
wirkt stark harntreibend, ist antiseptisch, bakterientötend, löst Bronchitiden.

# *Übungen*

*Diese Übung erfaßt in ihrer Wirkung den ganzen Menschen, kann aber insbesondere bei Erkrankungen im Bereich der Beine, der Knie- und Fußgelenke durchgeführt werden. Ich empfehle, den Kniegriff jeder anderen Behandlung vorausgehen zu lassen. Er schafft eine tiefe und unmittelbare Verbindung zwischen Behandeltem und Behandler.*

Der Behandler legt seine Hände mit der Innenseite auf beide Knie des zu Behandelnden, seine rechte Hand auf das linke Knie und umgekehrt. Dieser legt seine Hände auf die des Behandlers.

Behandlungsdauer
ca. 5 Minuten

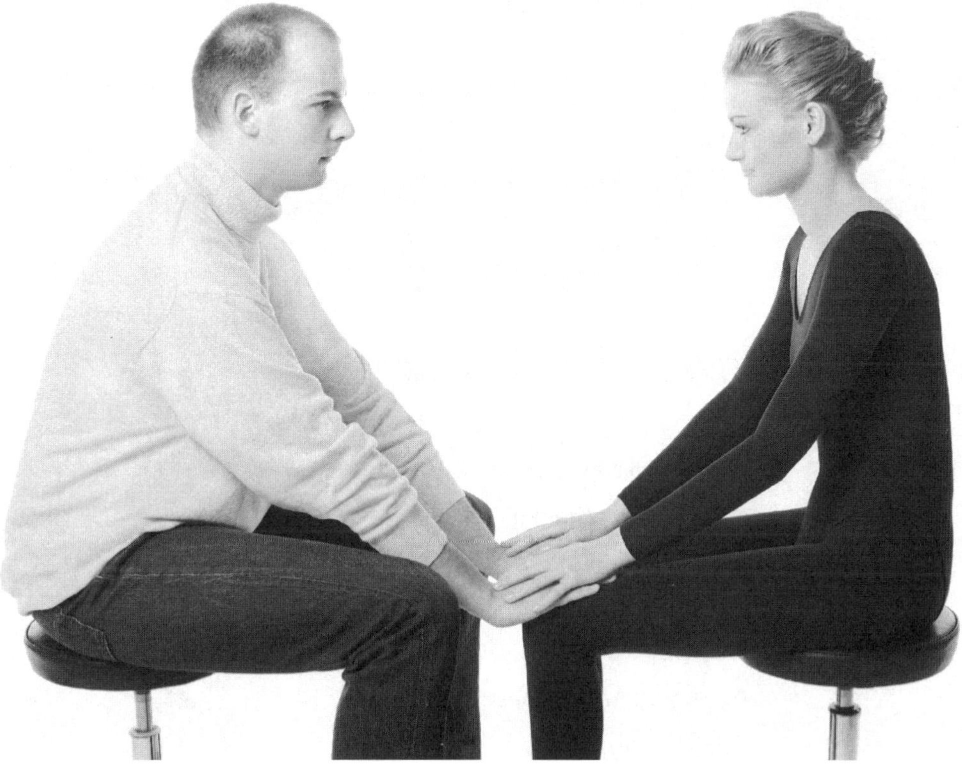

*Diese Übung wirkt sich auf alle Krankheiten der Beine und deren Gelenke positiv aus. Gleichzeitig hat sie einen sehr regulierenden Einfluß bei einem vollen Kopf, der nicht entspannen kann, starkem Blutandrang zum Kopf und bei Migräne.*

Der Behandler legt seine Hände mit nach unten gerichteten Fingerspitzen auf beide Waden des Unterschenkels flach auf, linkc Hand auf die rechte Wade und umgekehrt.

Behandlungsdauer
ca. 5 Minuten

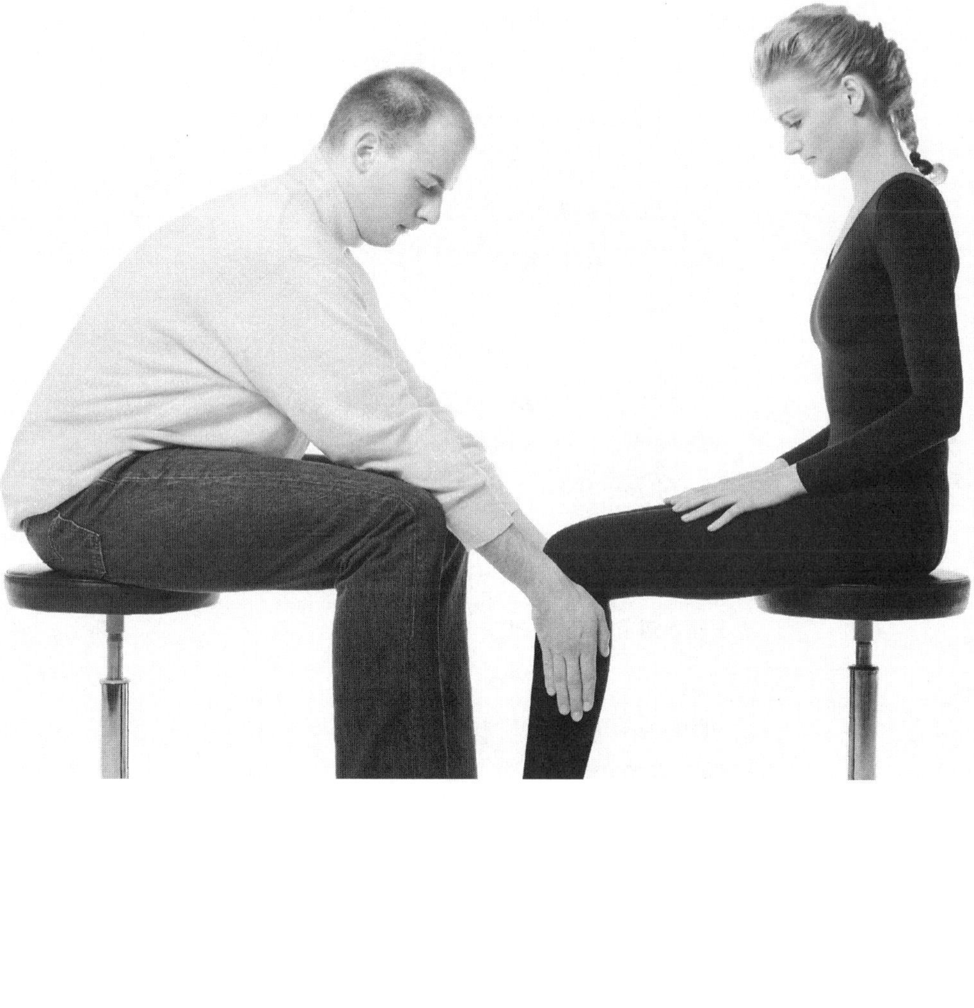

*Diese Übung hat eine positive Wirkung auf Störungen im Bereich der Oberschenkel, des Beckens und der Unterleibsorgane, insbesondere auch bei Menstruationskrämpfen der Frau und Prostatabeschwerden des Mannes.*

Der Behandler legt seine Hände mit nach unten gerichteten Fingerspitzen flach auf die äußeren Seiten beider Oberschenkel, linke Hand rechter Oberschenkel und umgekehrt.

Behandlungsdauer
ca.5 Minuten

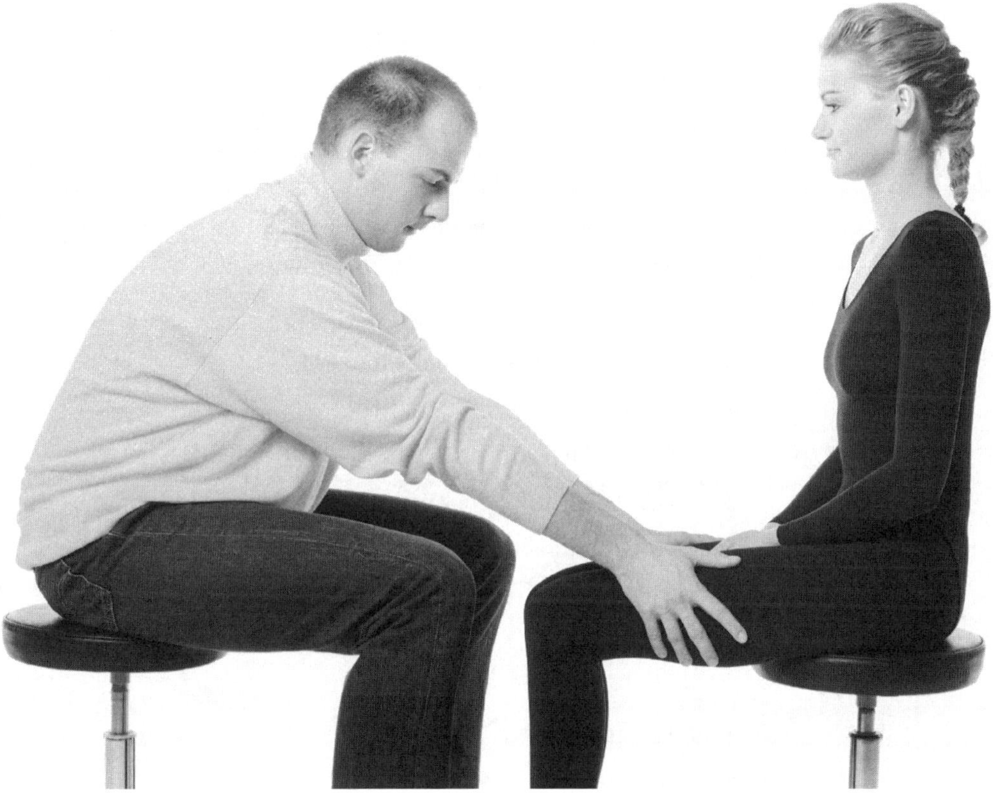

*Diese Form der Behandlung wirkt positiv und heilend auf Störungen und Erkrankungen im Bereich des Unterleibs, der Blase, Geschlechtsorgane, des Darms, bei Hämorrhoiden und Verstopfung.*

Der Behandler legt seine beiden Hände mit gespreizten Fingern links und rechts von der Mitte des Unterleibs auf den Körper des zu Behandelnden. Rechte Hand linke Seite und umgekehrt.

Behandlungsdauer
ca. 5 Minuten

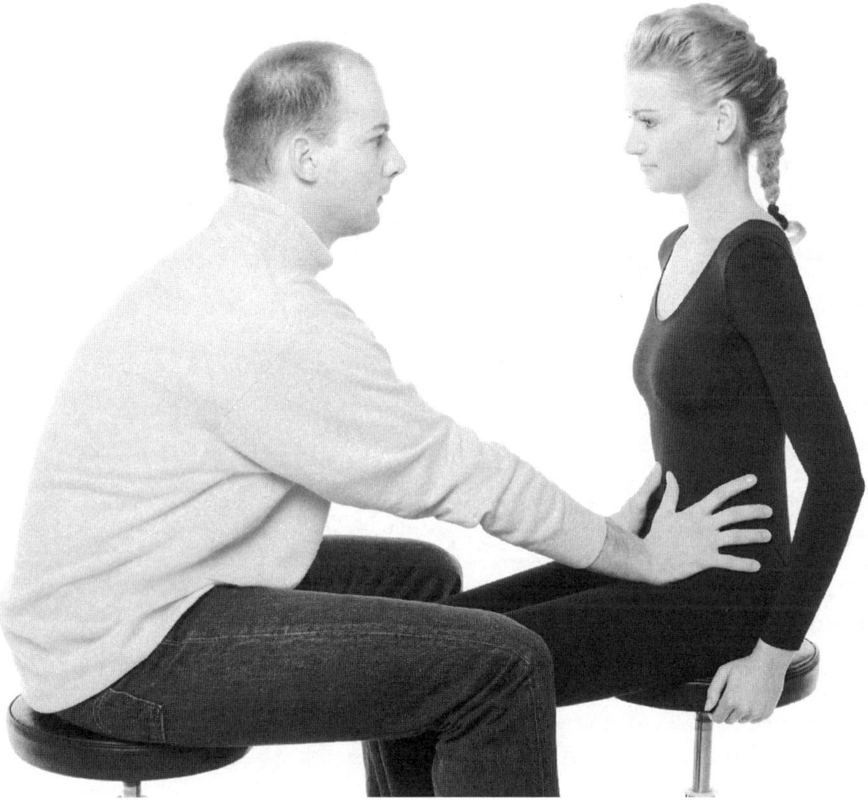

*Diese Behandlung wirkt heilend und regulierend auf Erkrankungen und Störungen der Milz, Leber und Nieren. Sie unterstützt die Ausscheidungsfunktionen.*

Der Behandler legt die Innenfläche seiner beiden Hände auf Höhe des Beckengürtels auf die Körperseiten des zu Behandelnden. Die Finger sind leicht gespreizt.

Behandlungsdauer
ca. 5 Minuten

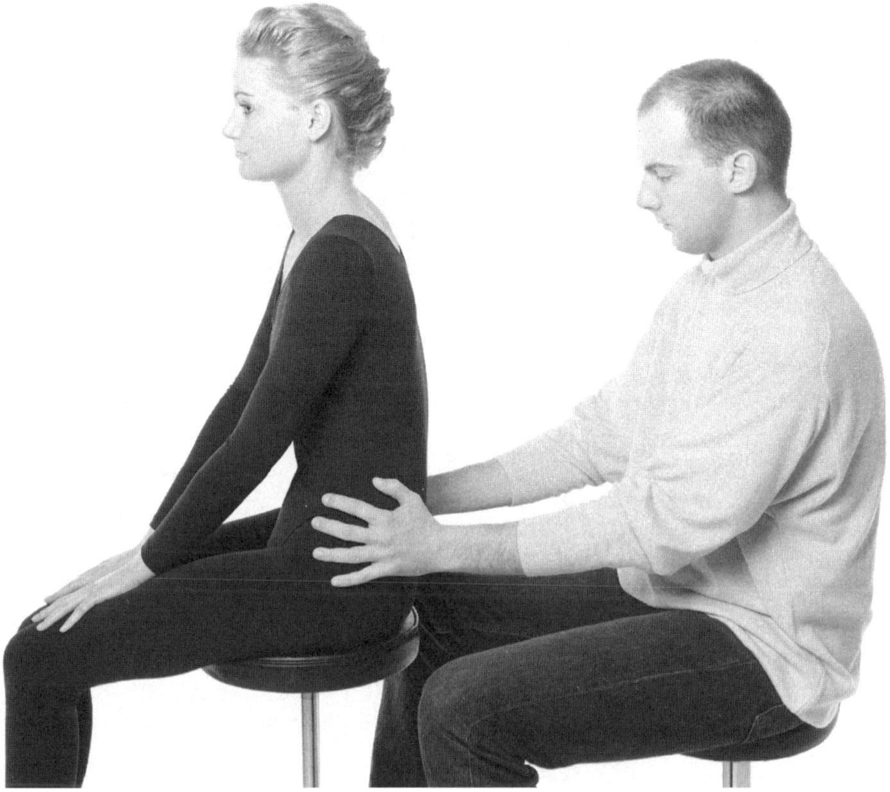

*Die Behandlung wirkt sich positiv bei Kopfschmerzen, Migräne, Stirnhöhlenentzündungen, bei der Folge von Streßzuständen, bei Schlafstörungen und Depressionen aus. Sie führt zu einer allgemeinen Entspannung.*

Der Behandler legt seine beiden Hände ohne Druck so auf die Stirn des zu Behandelnden, daß seine Fingerspitzen in der Mitte der Stirn zusammentreffen, jedoch sich **nicht** berühren. Der kleine Finger schließt mit der Augenbraue ab.

Behandlungsdauer
ca. 5 Minuten

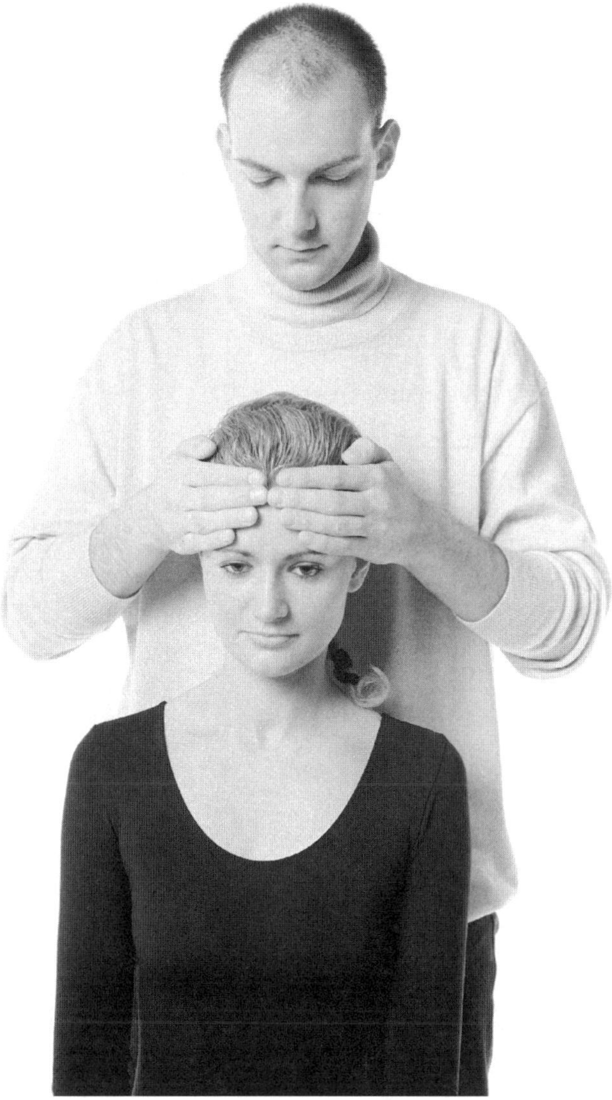

*Diese Behandlung wirkt positiv und heilend bei Trigeminusneuralgien, Nasennebenhöhlenentzündungen, Kiefererkrankungen und Zahnschmerzen. Sie kann jedoch nicht den Zahnarzt ersetzen.*

Der Behandler legt seine beiden Hände mit zur Mitte des Gesichts des zu Behandelnden gerichteten Fingerspitzen auf beide Wangen. Die Fingerspitzen liegen an der Nasenwurzel an.

Behandlungsdauer
ca. 5 Minuten

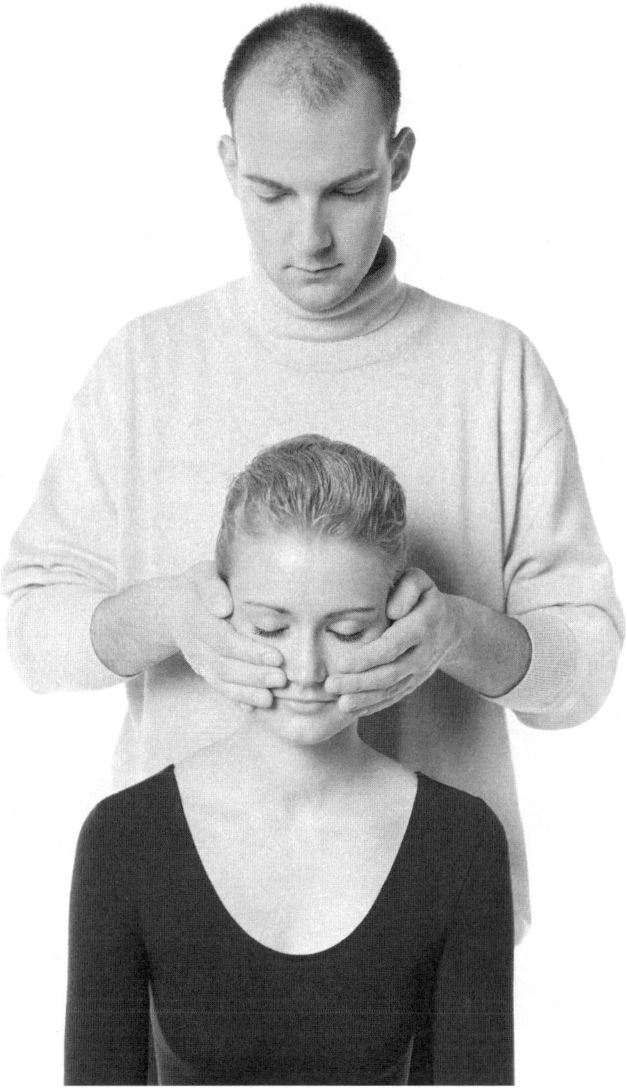

*Diese Übung kann bei Kopfschmerzen, Sprach- und Gehörstörungen und allgemeinen Spannungszuständen eingesetzt werden.*

Der hinter dem zu Behandelnden stehende Behandler legt seine beiden Hände ohne Druck parallel zueinander mit nach vorne gerichteten Fingerspitzen auf den Scheitel des zu Behandelnden. Seine Hände berühren sich nicht.

Behandlungsdauer
ca. 5 Minuten

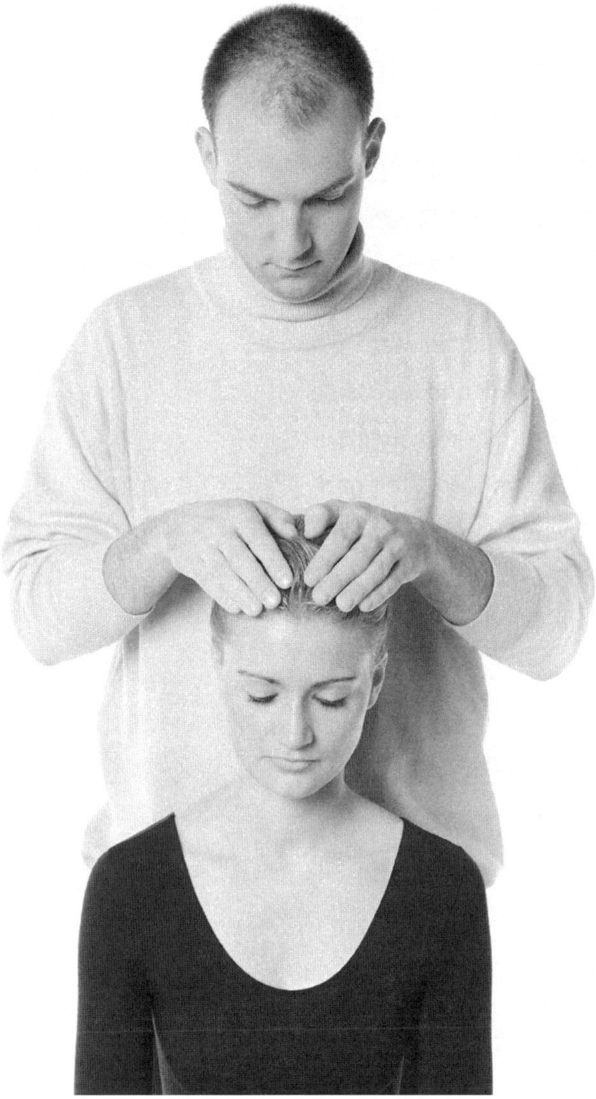

*Diese Übung ist bei Asthma, ganz allgemein bei Erkrankungen des gesamten Atemtraktes (Lunge und Bronchien), bei Störungen des Verdauungssystems besonders wichtig und notwendig.*

Der Behandler sitzt hinter dem zu Behandelnden und legt seine beiden Hände parallel zueinander, quasi beschützend, mit nach oben gerichteten Fingerspitzen auf das Hinterhaupt des zu Behandelnden. Seine Hände sollen sich dabei nicht berühren.

Behandlungsdauer
ca. 5 Minuten

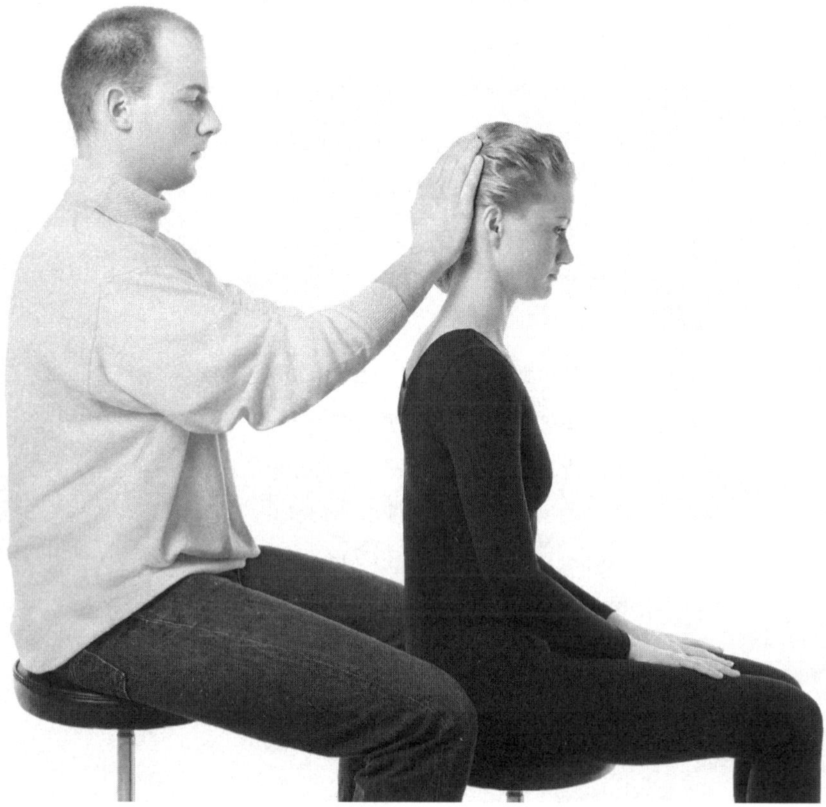

*Diese Übung kann bei allen Erkrankungen des Ohres, bei Nasennebenhöhlenentzündungen, bei Neuralgien im Bereich des Kopfes, bei Hörstörungen und Tinnitus eingesetzt werden.*

Der Behandler steht hinter dem zu Behandelnden und legt seine auf die Spitze gestellten Finger um das Ohr des zu Behandelnden. Dabei steht sein Daumen hinter und die übrigen Finger vor dem Ohr. Es ist möglichst nur ein sanfter Druck auszuüben.

Behandlungsdauer
ca. 5 Minuten

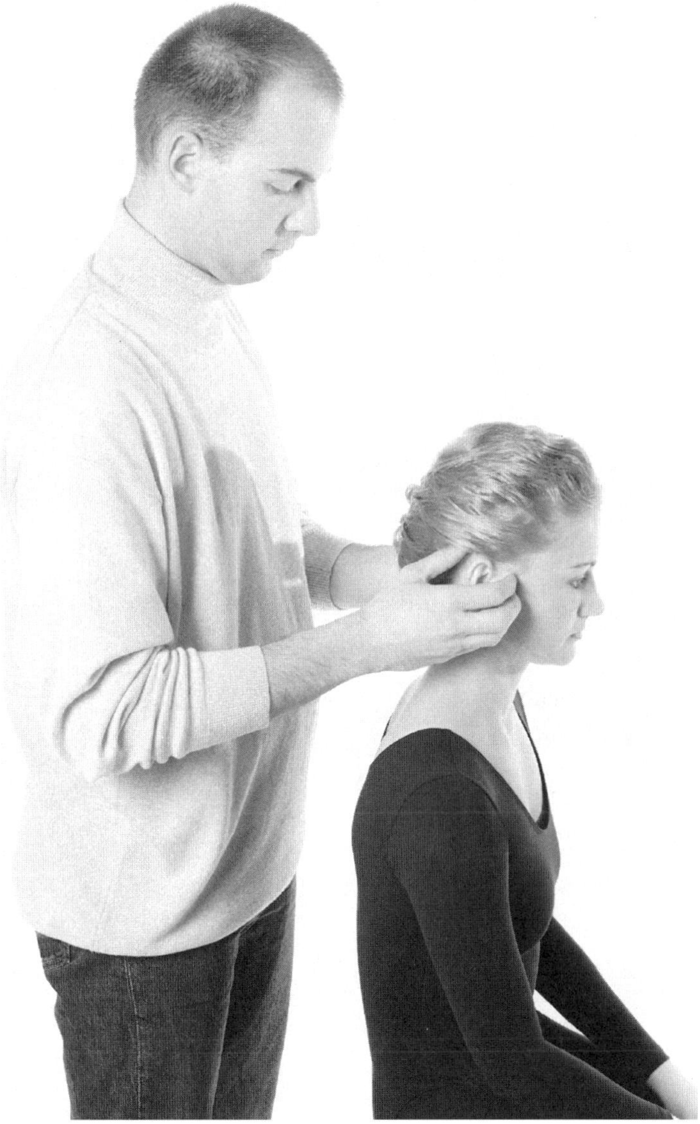

*Diese Übung ist eine der bedeutendsten bei Nervosität, Spannungskopfschmerzen, allgemeiner Abgeschlagenheit infolge Überforderung, bei Depressionen. Sie ist eine auf Körper und Geist einwirkende, harmonisierende Übung.*

Der Behandler steht rechts seitlich von dem zu Behandelnden und legt seine rechte Hand auf die Stirn und die linke Hand auf das Hinterhaupt des zu Behandelnden. Die Fingerspitzen zeigen dabei nach links.

Behandlungsdauer
ca. 5 Minuten

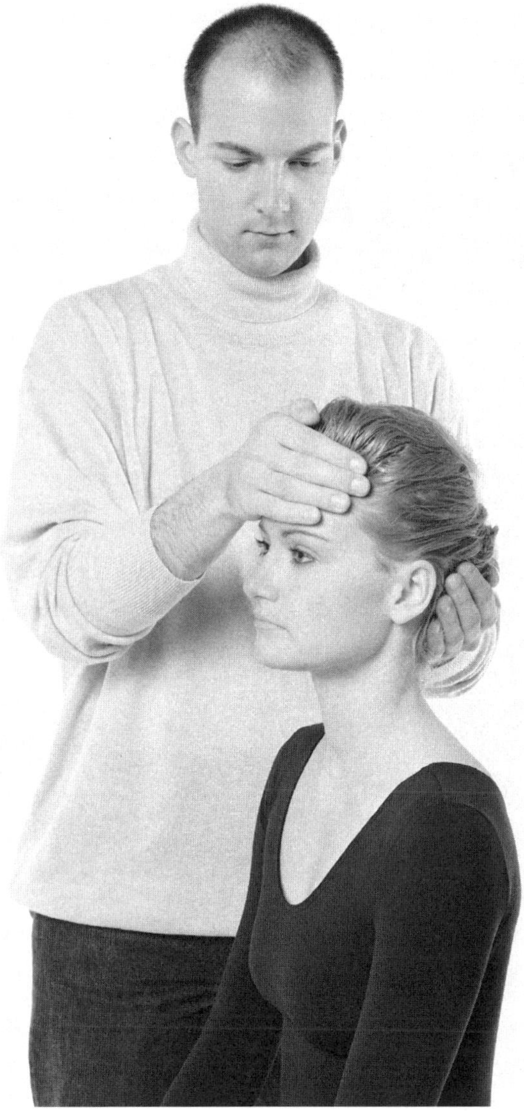

*Diese Übung kann bei allen Kopfleiden, auch entzündlichen Zuständen im Bereich des Kopfes, und bei rheumatoiden Beschwerden eingesetzt werden. Es ist eine Übung, die auf das Immunsystem positiv stimulierend einwirkt.*

Der Behandler steht hinter dem zu Behandelnden und legt seine rechte Hand auf die Stirn und seine linke Hand über die Scheitellinie des zu Behandelnden. Die Finger der rechten Hand weisen dabei seitlich nach links und die der linken Hand nach rechts.

Behandlungsdauer
ca. 5 Minuten

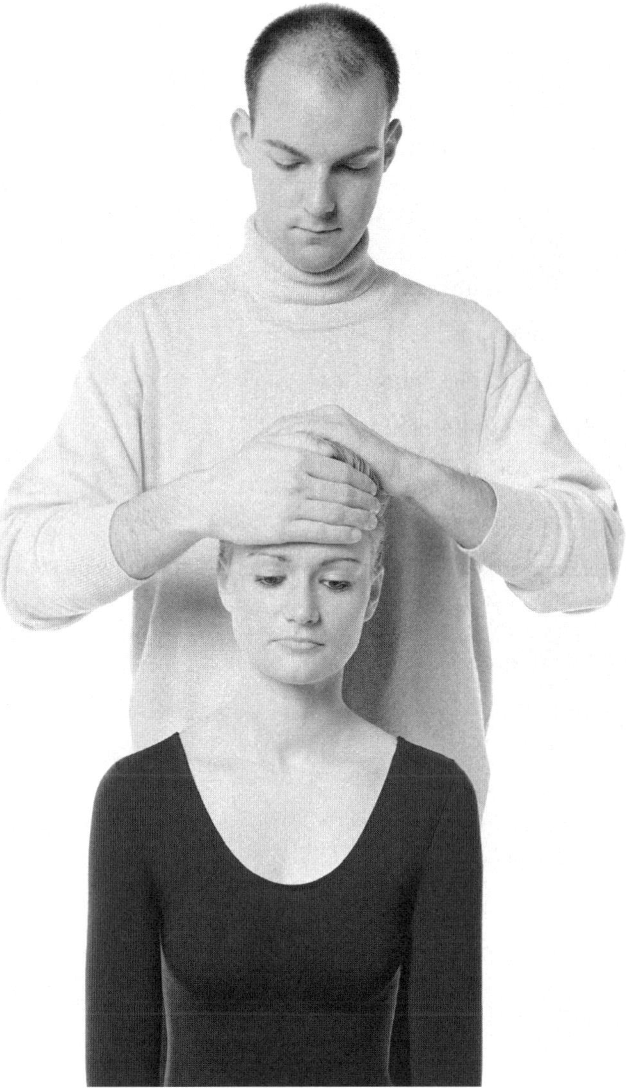

*Diese Übung ist bei Erregungszuständen, Depressionen, Schlaflosigkeit, Sehstörungen, Obstipation und Beschwerden im Lendenwirbelsäulenbereich positiv einsetzbar.*

Der Behandler steht rechts vom zu Behandelnden und legt seine rechte Hand auf die Mitte des Kopfes und die linke Hand auf das Hinterhaupt des zu Behandelnden. Die Finger beider Hände zeigen dabei nach links.

Behandlungsdauer
ca. 5 Minuten

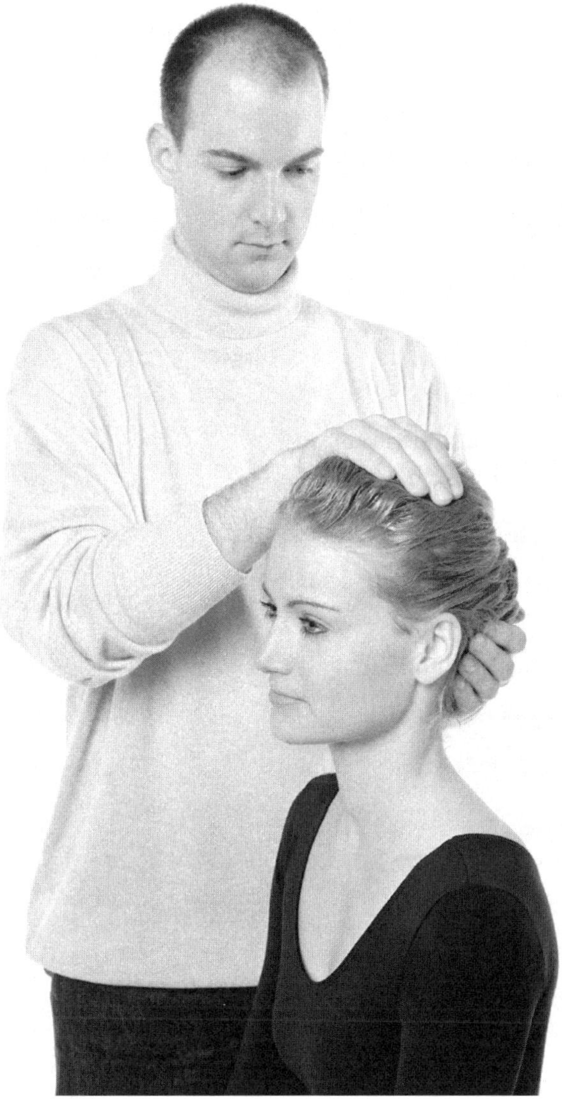

*Diese Übung ist bei allen entzündlichen Zuständen zur Steigerung des Immunsystems ganz besonders wichtig. Darüber hinaus kann sie generell bei Spannungszuständen im Schulter-Nacken-Armbereich Anwendung finden.*

Der Behandler steht hinter dem zu Behandelnden und legt seine Hände so auf dessen Schultern, daß der Daumen hinten und die vier Finger vorne liegen. Dabei liegt die linke Hand auf der linken und die rechte Hand auf der rechten Schulter. Die Hände immer nur vorsichtig und beschützend auflegen, niemals drücken.

Behandlungsdauer
ca. 5 Minuten

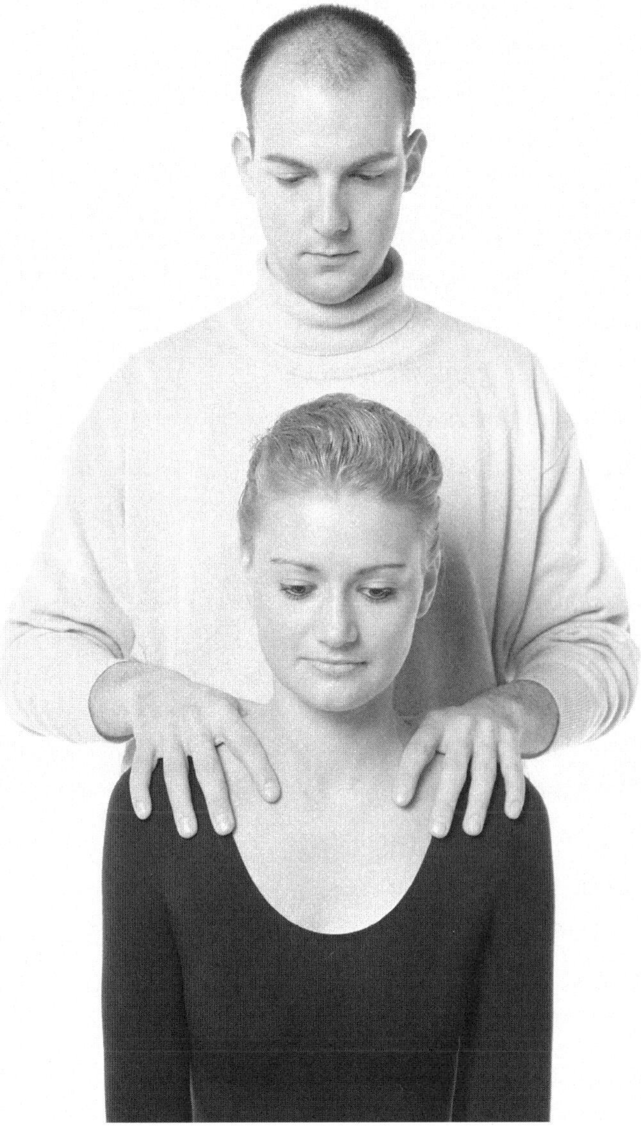

*Diese Übung ist bei allen Erkrankungen und Störungen des Magens, des Herzens, der Lungen, Bronchien und bei psychischen Verstimmungszuständen zu empfehlen, insbesondere auch bei einem verkrampften Zwerchfell. Darüber hinaus sollte sie grundsätzlich bei chronisch-entzündlichen Vorgängen, wo immer lokalisiert, eingesetzt werden.*

Der Behandler steht hinter dem zu Behandelnden und legt beide Hände mit nach unten gerichteten Fingerspitzen flach auf die Brust des zu Behandelnden. Die Hände liegen parallel zueinander, ohne sich zu berühren. Die Finger sind leicht gespreizt.

Behandlungsdauer
ca. 5 Minuten

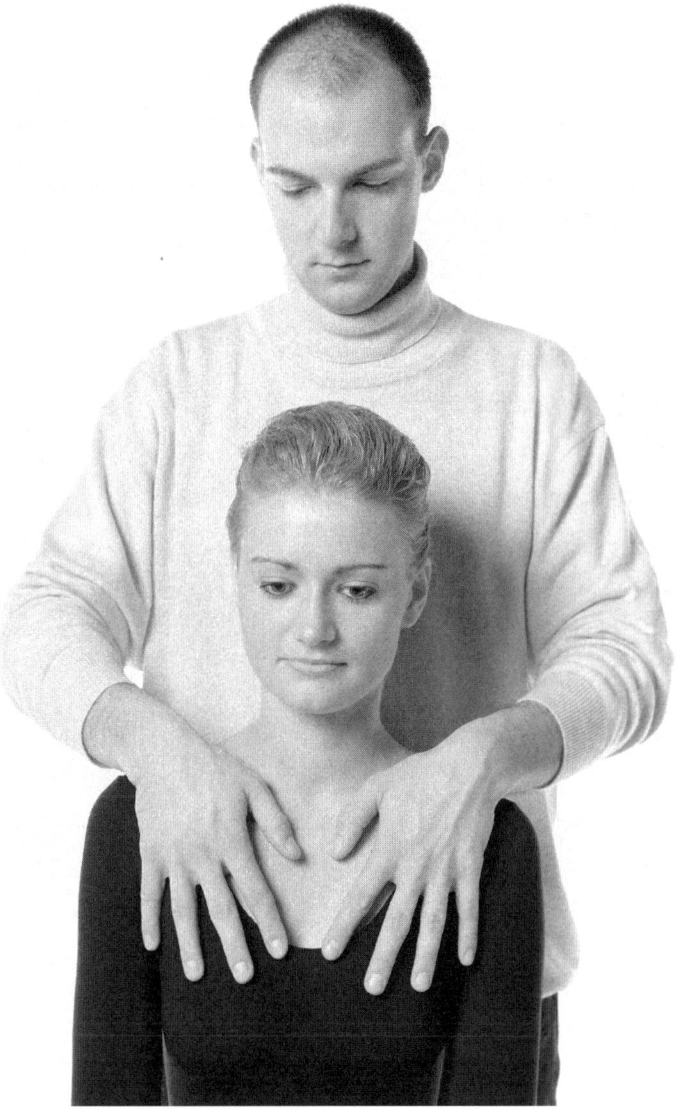

*Diese Übung ist für die Behandlung von Erkrankungen der Schilddrüse, der Atmungsorgane (Lunge und Bronchien), des Rachens und der Speiseröhre wichtig.*

Der Behandler steht hinter dem zu Behandelnden und umfaßt mit beiden Händen, ohne zu pressen, sehr sanft und vorsichtig den Hals des zu Behandelnden. Die Daumenspitzen liegen dabei im Nacken und die vier anderen Finger im Bereich des Kehlkopfes, jedoch ohne sich zu berühren.

Behandlungsdauer
ca. 5 Minuten

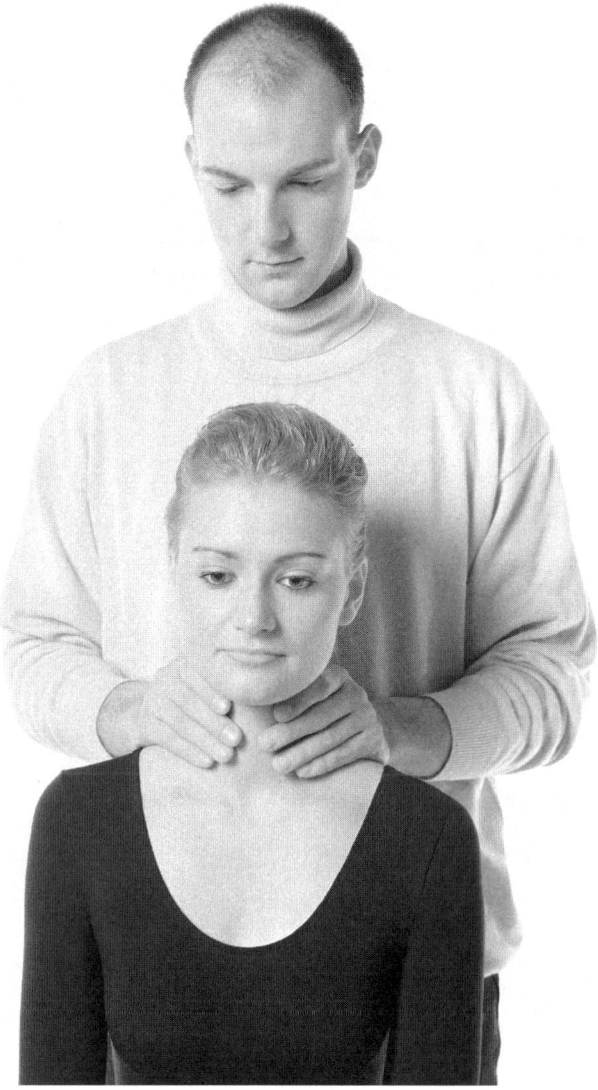

*Diese Übung kann bei Schmerzen im Schulter-Nacken-Armbereich, bei unspezifischen Verspannungen im Rücken, psychischen Verstimmungszuständen, bei körperlichen oder psychischen Überlastungen, bei rheumatoiden Beschwerden eingesetzt werden.*

Der Behandler sitzt hinter dem zu Behandelnden und legt die Innenfläche seiner Hände auf die beiden Schulterblätter des zu Behandelnden. Die Fingerspitzen zeigen dabei nach oben. Die Finger sind leicht gespreizt.

Behandlungsdauer
ca. 5 Minuten

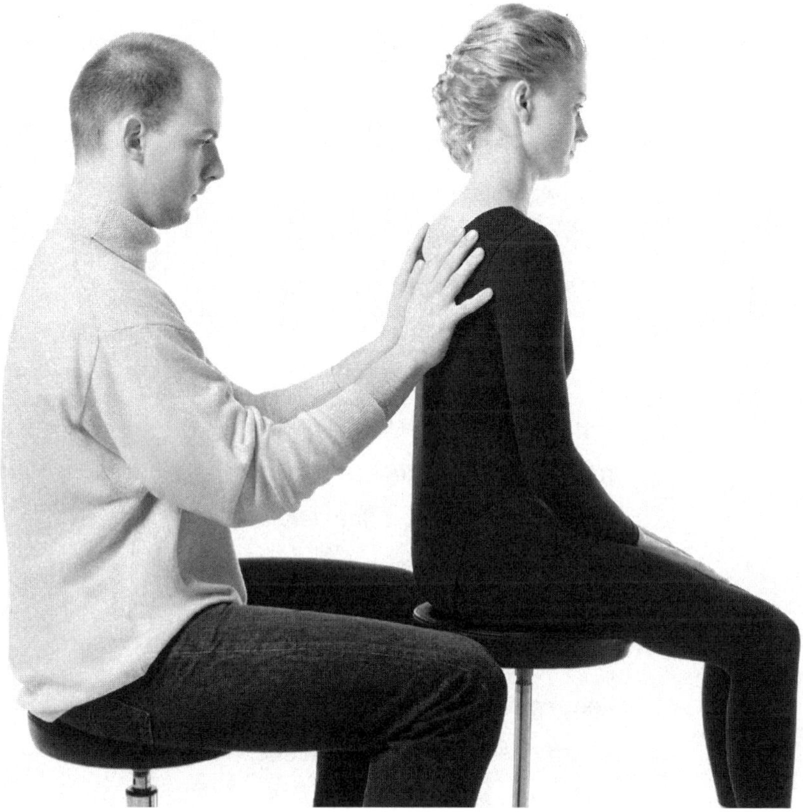

*Diese Übung ist bei allen Rückenbeschwerden, Verspannungen im Rücken, beim Lumbago und Ischias, bei Unruhezuständen und Depressionen, bei unruhigen Beinen, bei Blasenstörungen und Prostataleiden einsetzbar.*

Der Behandler sitzt seitlich rechts hinter dem zu Behandelnden und legt seine rechte Hand auf den oberen Brustwirbelbereich (Th 1–3) und seine linke Hand auf die Mitte der Lendenwirbelsäule. Die Fingerspitzen beider Hände sind dabei nach links gerichtet.

Behandlungsdauer
ca. 5 Minuten

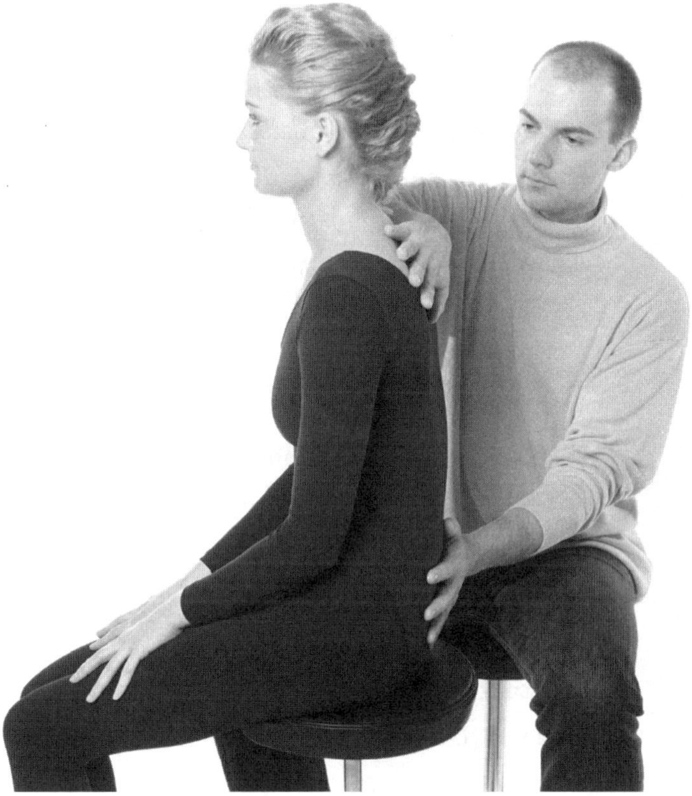

*Diese Übung ist bei Erkrankungen der Nieren, der Leber, der Milz, unterstützend zur Ausscheidung von Schadstoffen, zur Intensivierung des Stoffwechsels, bei Rückenbeschwerden und Beschwerden beim Wasserlassen einsetzbar.*

Der Behandler sitzt hinter dem zu Behandelnden und umfaßt mit beiden Händen den Körper des zu Behandelnden oberhalb des Beckengürtels. Rechte Hand rechts und linke Hand links. Die Fingerspitzen beider Hände zeigen dabei nach vorne. Die Finger sind leicht gespreizt.

Behandlungsdauer
ca. 5 Minuten

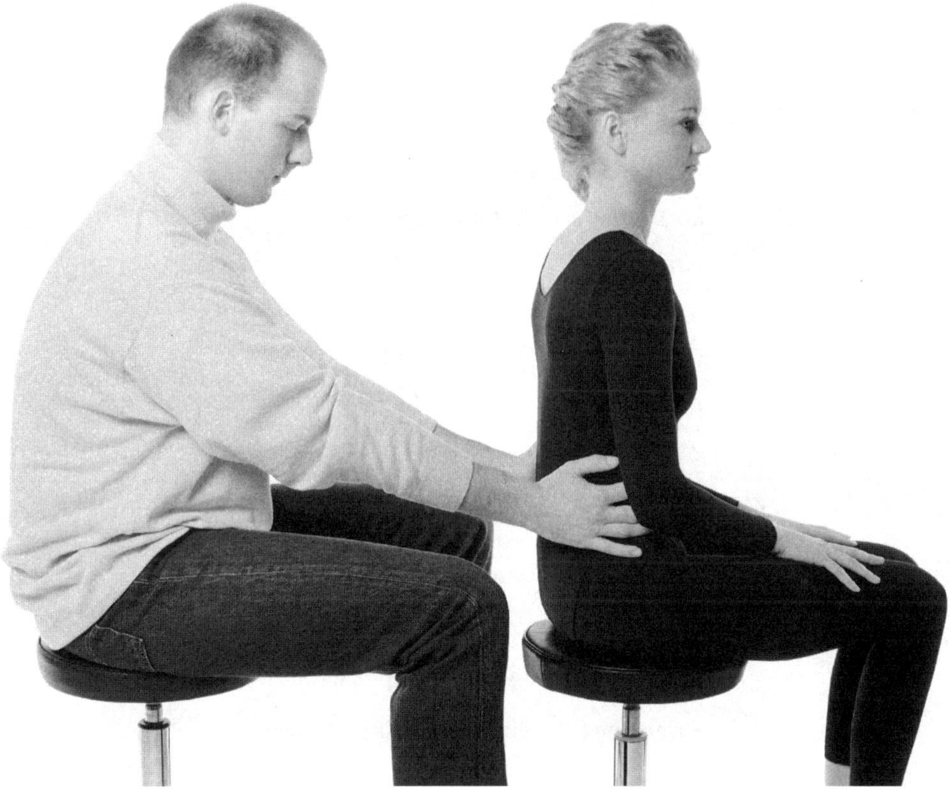

*Diese Übung ist bei Obstipation, bei Hämorrhoiden, bei Lumbago und Ischias, bei Erkrankungen der Nieren und des Darms, bei Depressionen und körperlicher Überanstrengung einsetzbar.*

Der Behandler sitzt seitlich rechts hinter dem zu Behandelnden und legt seine rechte Hand auf die Lendengegend und die linke Hand auf das Kreuzbein des zu Behandelnden. Die Hände liegen mit ihren Innenseiten flach auf, und die Fingerspitzen zeigen nach links.

Behandlungsdauer
ca. 5 Minuten

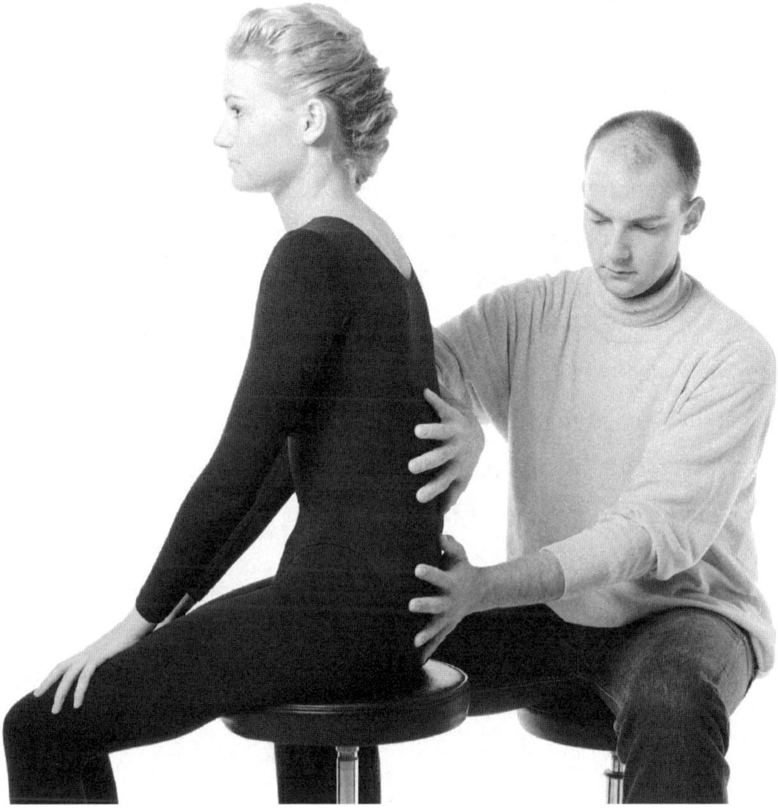

*Diese Übung ist bei allen Beschwerden im Verdauungstrakt, Darm- und Magenbeschwerden, bei Rückenschmerzen, bei Erkrankungen der Brustorgane, bei Durchblutungsstörungen im Bereich des kleinen Beckens einsetzbar.*

Der Behandler sitzt seitlich rechts vom zu Behandelnden und legt seine rechte Hand auf die Magengegend und seine linke Hand auf die Mitte des Rückens des zu Behandelnden. Die Finger beider Hände zeigen dabei nach links.

Behandlungsdauer
ca. 5 Minuten

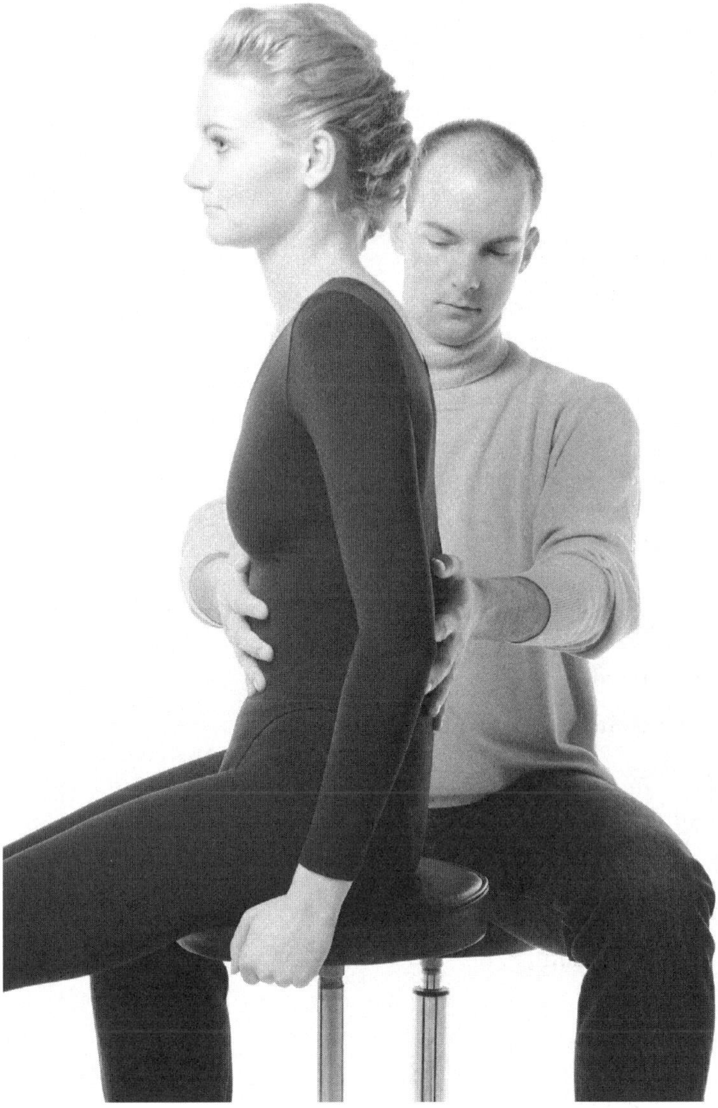

*Diese Übung ist bei Rückenschmerzen, Muskelverspannungen im Bereich des Rückens und bei psychischen Belastungen einsetzbar.*

Der zu Behandelnde liegt auf dem Bauch. Der Behandler sitzt seitlich von ihm und legt seine rechte Hand auf den unteren Bereich der Wirbelsäule und seine linke Hand in den Nacken des zu Behandelnden.

Im Anschluß an diese Positionierung kann der Bereich links und rechts von der Wirbelsäule mit der flachen Hand abgestrichen werden, am Kopf beginnend bis zum Steißbein. Hier angekommen, werden die Hände kreisförmig zum Kopf zurückgeführt.

Behandlungsdauer
ca. 5 Minuten.
Ausstreichen
6 mal

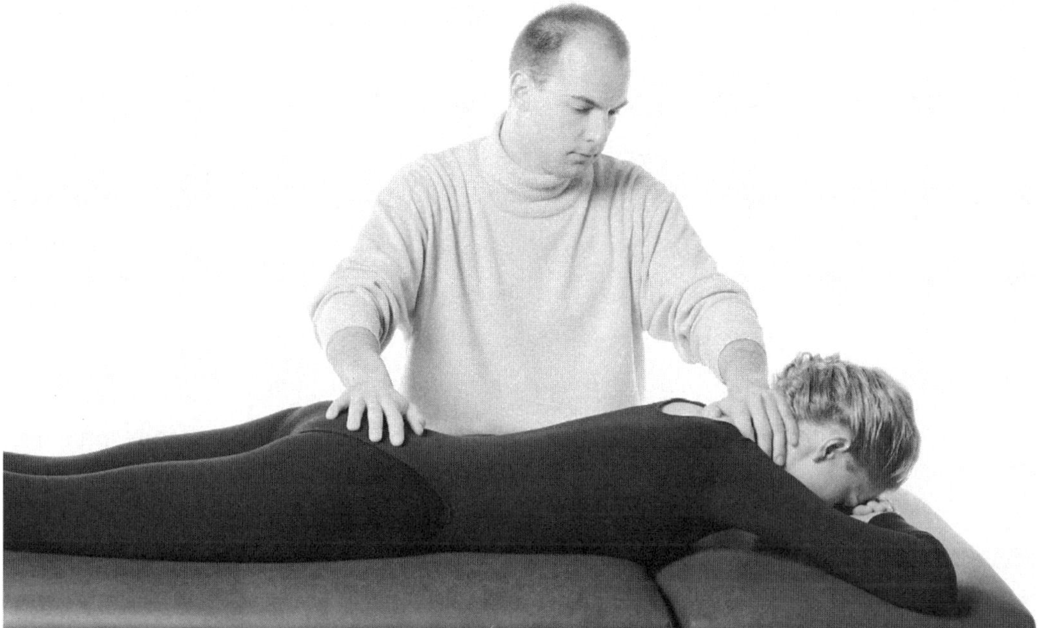

Die Vereinigung

*Diese Übung kann immer dann gemacht werden, wenn Spannungen zwischen zwei Menschen aufkommen, der eine dem anderen in einer Notsituation helfen will, wenn das Bedürfnis nach Nähe und Harmonie besteht, wenn Sie dem anderen Ihre Liebe und Zuneigung zeigen wollen..., immer dann, wenn Sie den Wunsch haben, dem anderen nahe zu sein.*

*Es gibt eigentlich keinen Grund, diese Übung nicht wenigstens einmal täglich zu machen.*

Diese Übung ist eine der schönsten und intensivsten Partnervereinigungen, die ich kenne. Sie erleben eine tiefe und liebevolle Verbindung mit dem Partner in einer ganz besonderen Qualität.

Beide stehen hintereinander, wobei der Rücken des einen die Vorderseite des anderen berührt. Der vordere legt seinen Kopf auf die Schultern des anderen, beide Köpfe berühren sich. Der vordere überkreuzt seine Arme vor der Brust. Seine Handflächen zeigen nach außen. Der hinten stehende greift um den vorderen herum und legt seine Handflächen auf die des Partners.

Beide verharren nach eigenem Ermessen in dieser Stellung so lange, wie sie möchten.

Bei dieser Übung können sich beide mental in einen gemeinsamen, vorher abgesprochenen, oder jeder für sich in einen eigenen Wunsch oder Gedanken für den Partner oder eine andere Person vertiefen.

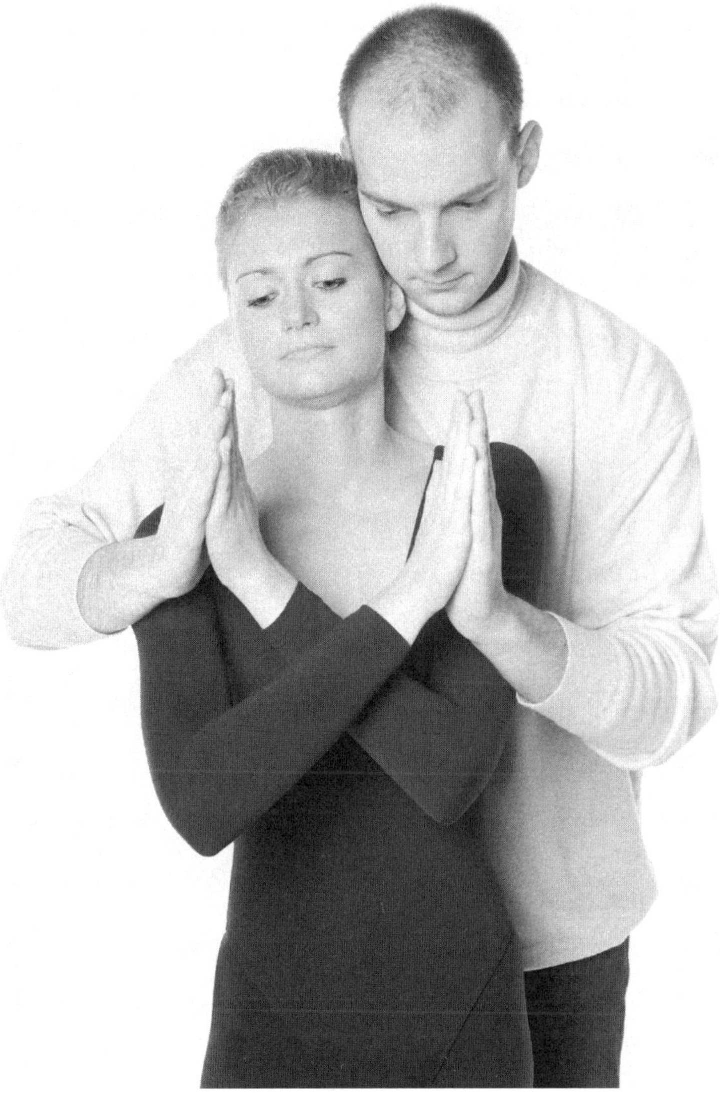

*Zwischen zwei Menschen können sich unterschiedliche Potentiale aufbauen, die eine friedvolle Kommunikation unmöglich machen. Mit dieser Übung kommt es zu einem energetischen Ausgleich, zu Harmonie und Liebe. Schaffen Sie mit dieser Übung eine verständnis- und friedvolle Atmosphäre.*

*Nehmen Sie den anderen mit dieser Übung zur Kenntnis, begreifen Sie sich gegenseitig.*

Beide stehen sich gegenüber. Der eine umfaßt ruhig, zärtlich und ohne zu klammern mit seiner linken Hand das rechte und mit der rechten Hand das linke Handwurzelgelenk des anderen. Es entsteht ein gemeinsames Gefühl der Geborgenheit und nicht des *Angekettetseins*.

Behandlungszeit
ca. 5 – 10 Minuten... oder nach Wunsch

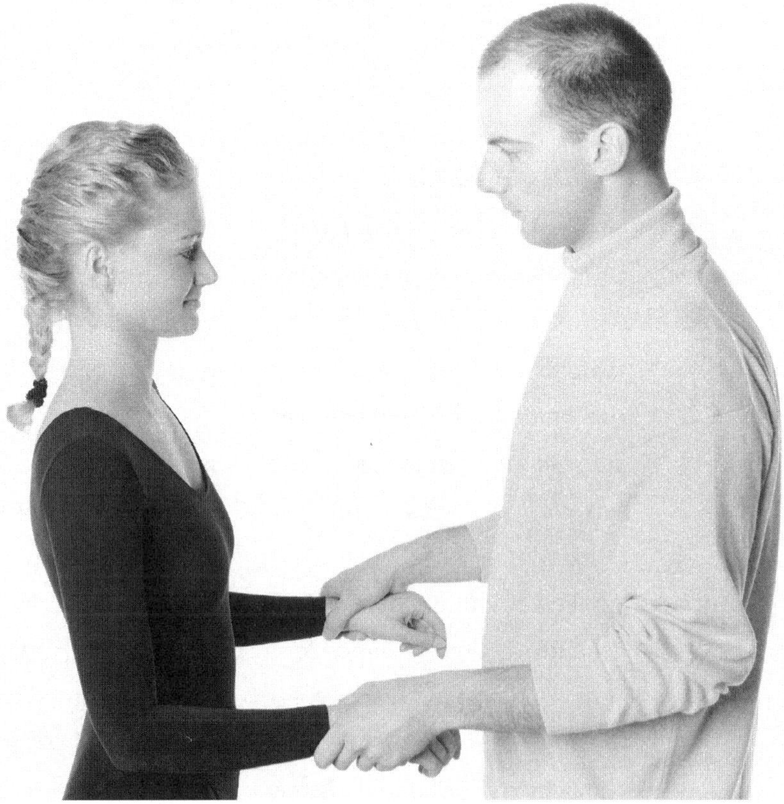

*Diese partnerschaftliche Übung ist besonders wichtig in Krisenzeiten zur Harmonisierung unterschiedlicher energetischer Potentiale zweier Menschen, bei vegetativen Verstimmungszuständen, zur Beseitigung von unterschiedlichsten Mißverständnissen..., oder wenn einer von beiden das Bedürfnis hat, dem anderen besonders nahe zu sein.*

Bei dieser Übung gibt es keinen Behandler oder zu Behandelnden. Es kommt, wenn diese Übung mit einem Partner gemacht wird, und jeder ist der Partner des anderen, automatisch zu einem harmonischen Ausgleich vom einen zum anderen. Jeder von beiden öffnet sich dem anderen. Mal ist der eine, dann der andere der Gebende.

Sie überkreuzen Ihre Arme so, daß sie an der Handwurzel auf der Innenseite Ihrer Arme aufeinander liegen. In diesem Bereich liegen wesentliche Akupunkturpunkte der Lunge, des Kreislaufs und Herzens. Durch die Berührung schließen Sie die linke und rechte Seite kurz, harmonisieren das Plus und Minus.

Bei der Übung sitzen sich beide Partner gegenüber, und jeder überkreuzt seine Arme in der beschriebenen Art. Anschließend legen beide die Hände ineinander und verharren in dieser Stellung. Die Augen können geschlossen werden, um von äußeren Einflüssen nicht abgelenkt zu werden. Beide atmen tief und ruhig.

Die normale Übungszeit beträgt ca. 5 – 10 Minuten, jedoch gibt es hier keine feste Regel. Die Zeit wird durch das gegenseitige Bedürfnis vorgegeben.

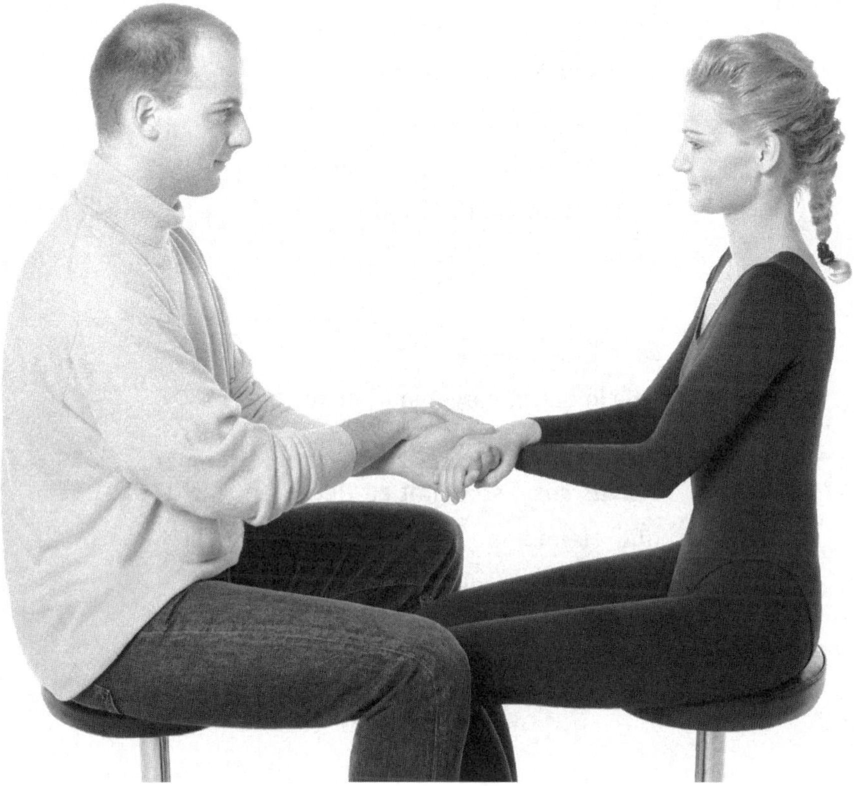

Sie können den ersten Teil dieser Übung auch für sich alleine machen, d.h. die Arme in der entsprechenden Weise verschränken, und bleiben dann ca. 5 – 10 Minuten so sitzen.

Damit gleichen Sie Überpotentiale in den zuvorgenannten Systemen in Ihrem eigenen Organismus aus. Es kommt zu Ruhe und Harmonie und einer körperlich und geistig entspannten Verfassung.

Schwangerschaftsübung

*Mit dieser Übung wird der Partnerin und dem heranwachsenden Kind Liebe, Kraft und Ruhe vermittelt. Es kommt zu besonders wichtigen harmonisierenden Reaktionen im Organismus der Partnerin und des Kindes. Es entsteht vom ersten Moment an eine besondere Dreier-Beziehung.*

*Die Erfahrung über viele Jahre hat gezeigt, daß diese Übung den Geburtsvorgang wesentlich erleichtert und sich das neugeborene Kind sehr harmonisch und kraftvoll entwickelt.*

Die werdende Mutter liegt entspannt auf dem Rücken, ihr Partner sitzt seitlich. Er legt seine linke Hand mit gespreitzten Fingern unter den Rücken seiner Partnerin und seine rechte Hand in gleicher Weise sehr vorsichtig und liebevoll auf ihren Leib. Dann kreist er mit seiner rechten Hand sechsunddreißig mal im Uhrzeigersinn und sechsmal in entgegengesetzter Richtung mit Hautkontakt um den Nabel der Partnerin. Danach hebt er seine rechte Hand ca. 5 cm über die Haut der Partnerin und rotiert in gleicher Weise noch einmal, jedoch ohne Hautkontakt. Die Bewegungen der Hand sollten ganz langsam gemacht werden und von liebevollen zärtlichen Gedanken begleitet werden.

Nach dieser Übung bleibt die Partnerin noch ca. 10 Minuten wohlig zugedeckt liegen.

Die Übungszeit ergibt sich aus der für das Vorgehen notwendigen Dauer.

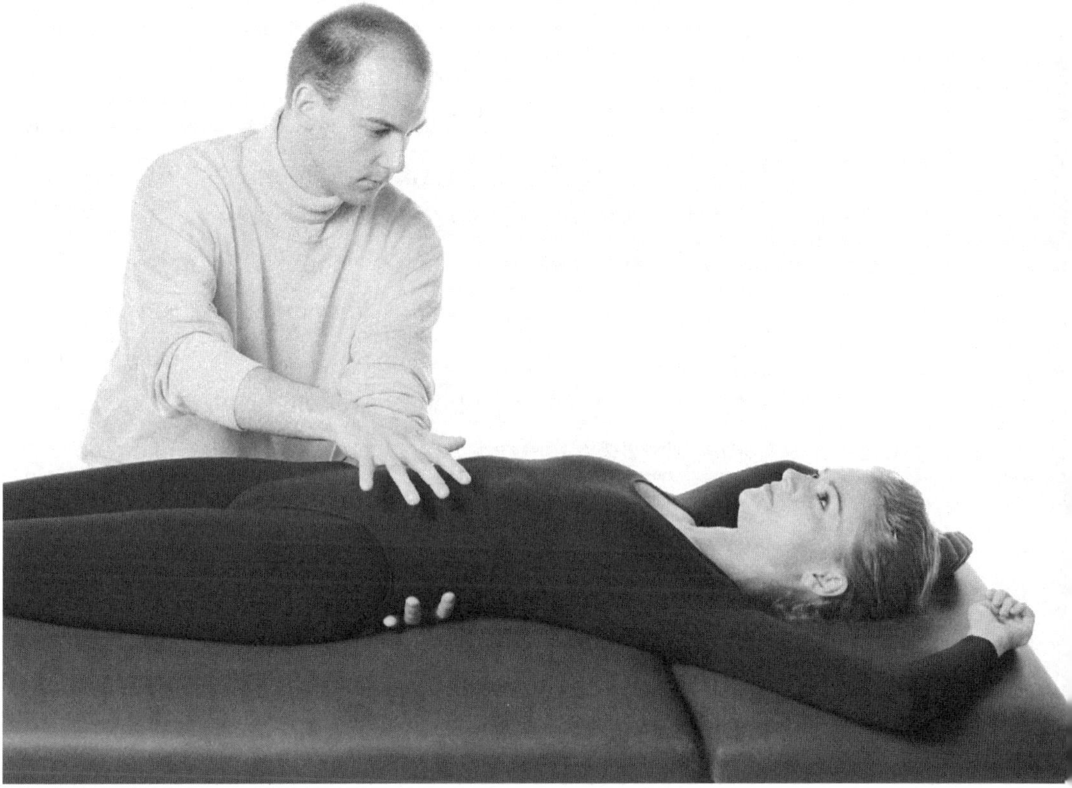

*Diese Übung eignet sich zur Aktivierung des körperlichen und geistigen Stoffwechsels sowie zur Beseitigung disharmonischer energetischer Informationspotentiale. Sie sollte bei jeder Erkrankung, nach besonderen Belastungen, nach einem Kontakt mit vielen Menschen, nach der Arbeit mit Computern oder anderen elektrischen Geräten und auch zur Vorsorge regelmäßig gemacht werden.*

Behandler und zu Behandelnder sitzen sich gegenüber. Der Behandler legt seine beiden Hände links und rechts auf den Kopf des zu Behandelnden und streicht von hier mit sanftem Druck über die Kopfseiten, die Schultern, die Arme bis zu den Händen und über diese hinaus, so als wolle er etwas aus dem Körper des anderen herausziehen. Dann kehrt er in einer Kreisbewegung seitlich vom Körper des zu Behandelnden zum Ausgangspunkt zurück.

In gleicher Weise kann er auch mit den Händen vom Kopf über die Schultern an den Körperseiten bis zu den Füßen und über diese hinaus herabfahren, um dann mit einer Kreisbewegung zum Ausgangspunkt am Kopf zurückzukommen.

Bevor der Behandelnde zum Ausgangspunkt am Kopf mit seinen Händen zurückkehrt, sollte er seine Hände jeweils kräftig ausschütteln, so als wolle er Dinge, die er aus dem Körper des anderen herausgezogen hat, wegwerfen.

Es empfiehlt sich, diese Übung jeweils sechsmal mit und ohne Körperkontakt zu vollziehen. Beim Körperkontakt sollte der Druck nicht zu hart, sondern angenehm sanft sein.

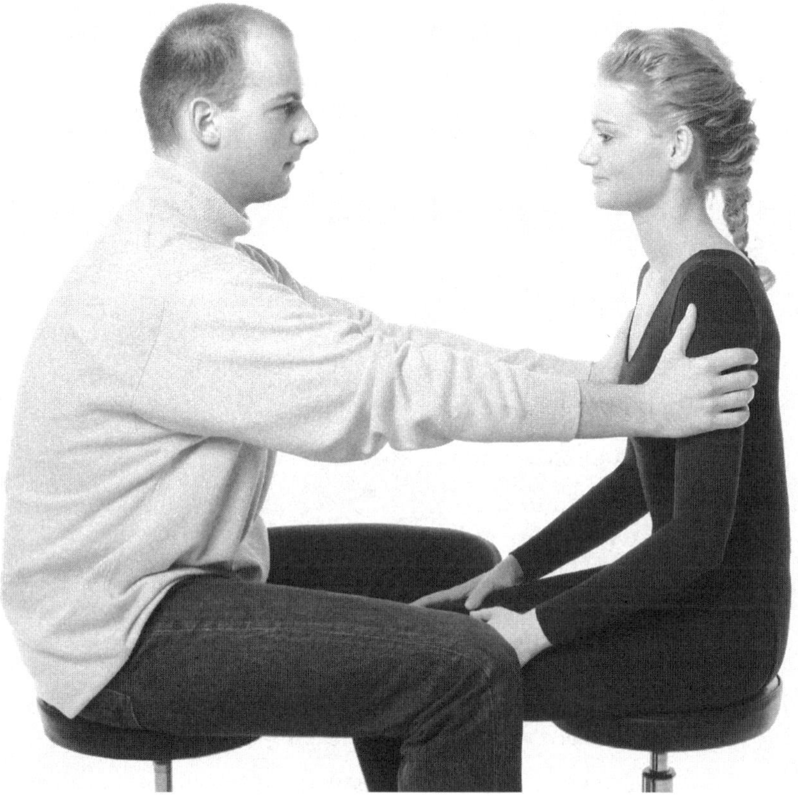

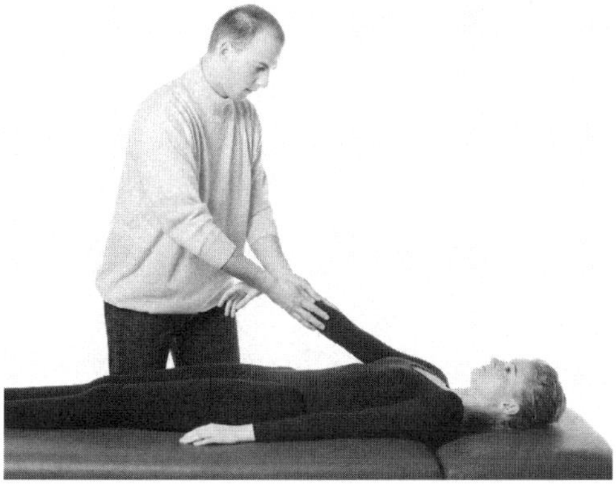

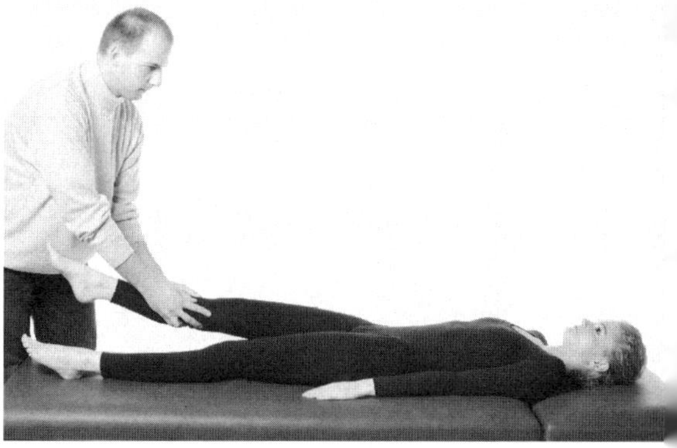

Auch die Arme und Beine können in ähnlicher Weise *ausgestrichen* werden. Man beginnt an den Schultern oder der Hüfte und fährt mit beiden Händen jeweils außen und innen den Arm oder das Bein herab, über die Hand oder den Fuß hinaus, schüttelt beide Hände aus und kommt in einem Außenkreis zum Ausgangspunkt zurück.

Diese Übung sollte 4 – 5 mal wiederholt werden.

Es empfiehlt sich, nach diesen Übungen ein großes Glas warmen Wassers oder Tees zu trinken und mindestens 1/2 Stunde zu ruhen.

*Diese Übung sollte bei Erkrankungen oder psychisch bedingten Verstimmungen der Beckenorgane, bei Menstruationsbeschwerden, bei Blasenentzündungen, Beschwerden beim Wasserlassen, Blasenschwäche, bei sexuellen Störungen und Kopfschmerzen eingesetzt werden.*

Der zu Behandelnde liegt auf dem Rücken, der Behandler steht oder sitzt neben ihm. Er legt seine rechte Hand sanft und ohne Druck auf den Unterleib und die linke Hand auf die Stirn des zu Behandelnden. In dieser Position verbleiben die Hände zunächst für 3 – 5 Minuten. Dann werden beide Hände nacheinander jeweils ca. 5 cm angehoben und verbleiben so ebenfalls 3 – 5 Minuten.

Beide Hände können dann nacheinander, zunächst die linke, dann die rechte Hand, sanft sechsunddreißigmal im Uhrzeigersinn und sechsmal entgegengesetzt jeweils über der Stirn oder dem Unterleib rotieren. Es kommt zu einem deutlich wahrnehmbaren Wärmegefühl und Strömen bei beiden.

Bei Störungen oder Erkrankungen im Bereich des Beckens sollte die Haut des zu Behandelnden vorher mit entsprechenden ätherischen Ölen oder Homöopathika eingerieben werden.

Im Anschluß an die Therapie empfiehlt es sich, zwei Tassen warmen Tees oder Wassers zu trinken und noch 1/2 Stunde zu ruhen.

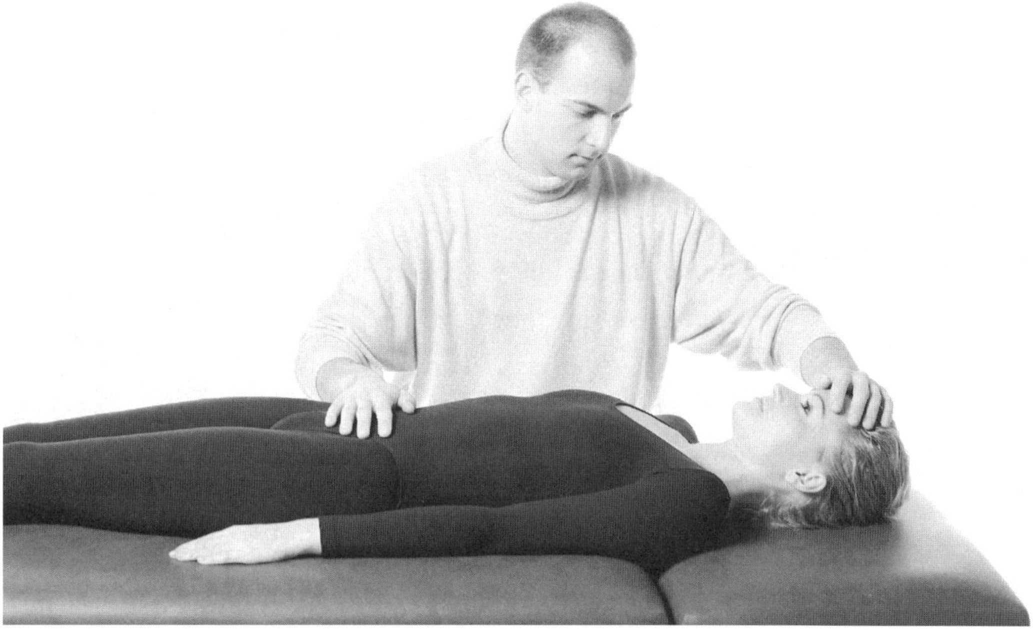

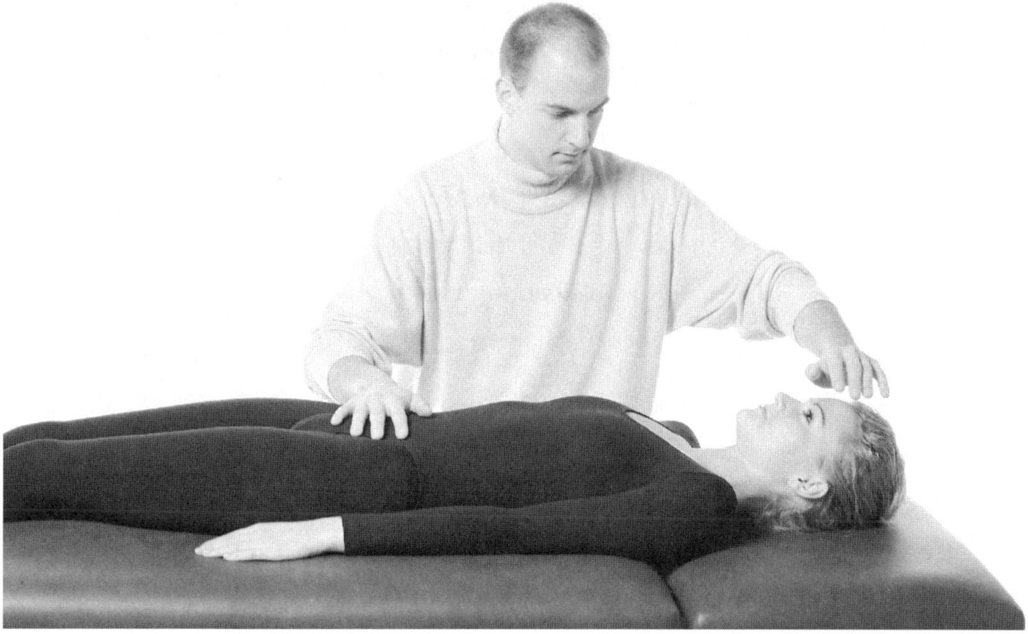

*Bei dieser Übung kommt es zu einer deutlichen Entspannung der Bauchorgane, des Sonnengeflechts, die Verdauung wird verbessert, die Nackenmuskulatur wird weicher, Gefühle werden zugelassen, Kopfschmerzen verschwinden. Insbesondere ist diese Übung auch bei Migräne mit Übelkeit zu empfehlen.*

Der zu Behandelnde liegt auf dem Rücken, der Behandler steht oder sitzt neben ihm und legt seine rechte Hand sanft auf die Magengegend, den Bereich des *Sonnengeflechts (solar plexus)*, und seine linke Hand unter den Hinterhaupt-Nacken-Bereich des zu Behandelnden. Die Hände verbleiben in dieser Position für ca. 5 Minuten.

Dann rotiert die rechte Hand zunächst mit und dann ohne Körperkontakt jeweils 9 mal im Uhrzeigersinn und sechsmal entgegengesetzt. Die Bewegung der Hand sollte sehr langsam und behutsam sein.

Die Dauer der Behandlung wird durch den Übungsablauf bestimmt.

Anschließend sollte der zu Behandelnde noch ca. 1/2 Stunde liegen bleiben und eventuell eine warme, feuchte Bauchkompresse auflegen. Ich empfehle, am Ende der Behandlung ein Glas warmen Wassers oder Tees zu trinken.

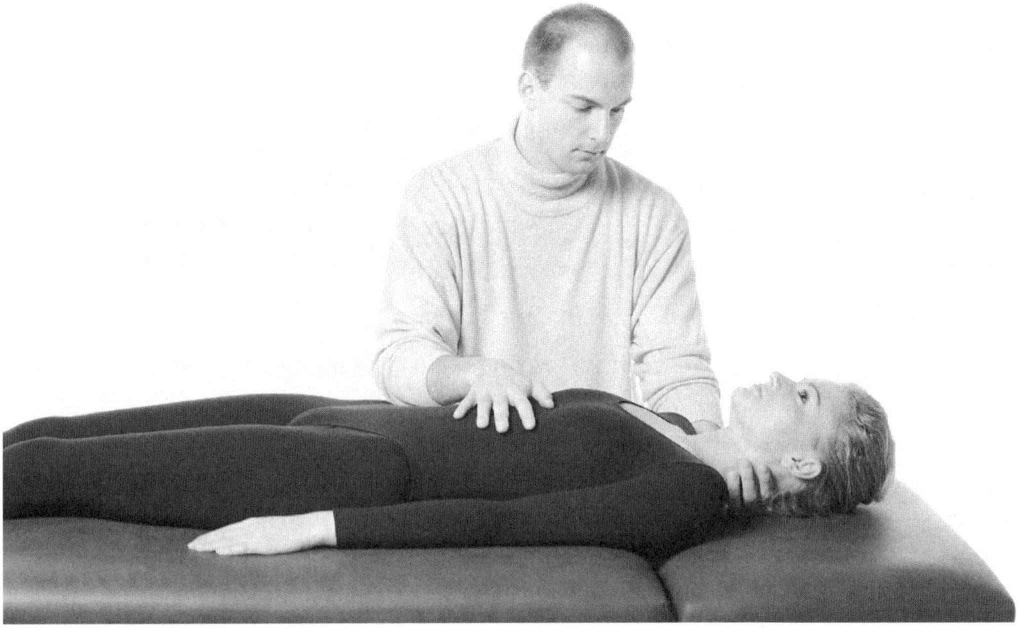

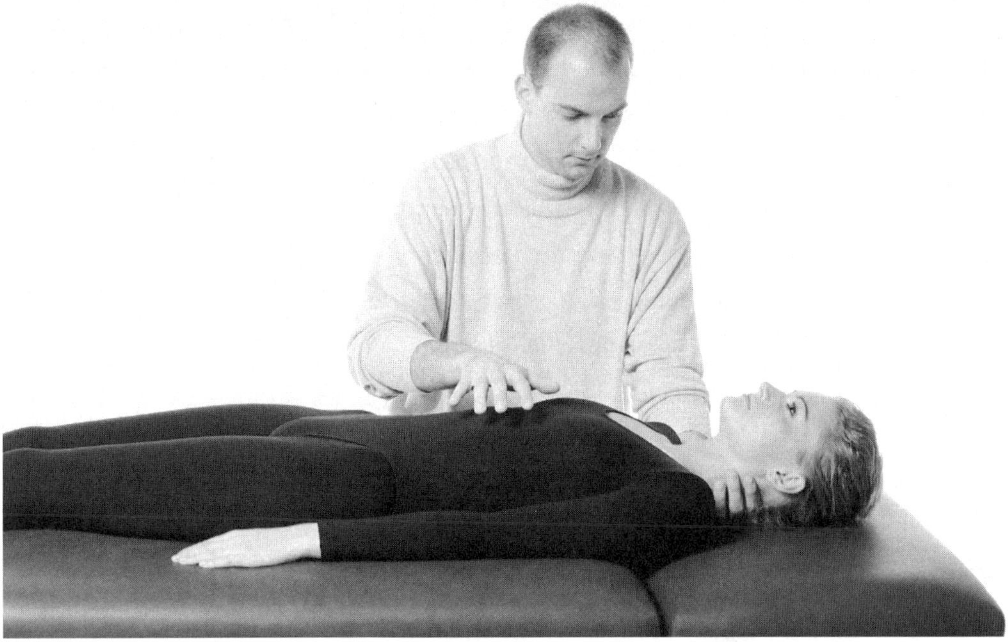

*Diese Übung empfehle ich bei Streß, bei körperlicher oder geistiger Überlastung, bei Schlafstörungen und Depressionen, bei Aggressionen, bei psychischen Verstimmungszuständen, zum energetischen Ausgleich, immer dann, wenn sich der Geist mit dem Körper vertragen soll.*

Der zu Behandelnde liegt auf dem Rücken, der Behandler sitzt oder steht seitlich neben ihm und reibt zunächst seine Handflächen, bis sie schön warm sind. Dann positioniert er seine rechte Hand über die Füße und die linke Hand über den Kopf des zu Behandelnden, ohne ihn jedoch zu berühren. Beide sind vollkommen entspannt und atmen gleichmäßig und ruhig.

Sehr bald wird sich beim zu Behandelnden ein wohliges Gefühl der Entspannung und Wärme einstellen, er wird müde und gelassen werden.

Der Behandler wird in seinen Händen ein Kribbeln und Wärme verspüren. Er wird verwundert feststellen, daß seine Arme und Hände trotz der extremen Haltung leicht werden.

Die Übung wird so lange ausgeführt, bis der zu Behandelnde in seinen beiden Händen eine gleichmäßige Wärme fühlt und am Kopf und an den Füßen gleichmäßige Potentiale empfindet.

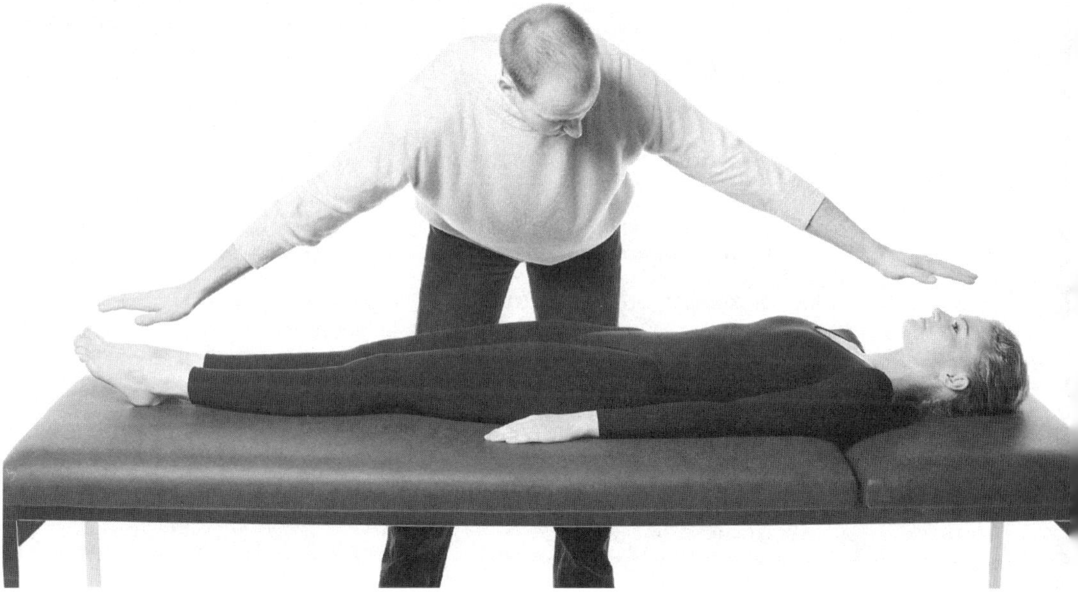

*Bei dieser Übung werden sich Verspannungen im Bereich der Brustwirbelsäule lösen, insbesondere wird die Atemintensität des zu Behandelnden verstärkt. Sie ist besonders wichtig bei psychosomatisch bedingten Erkrankungen des Atemtrakts wie bei Asthma, Bronchitis, Reizhusten, Verschleimungen. Intercostalneuralgien werden positiv beeinflußt, alles im Bereich der Brust weitet sich. Der zu Behandelnde nimmt wieder in einer anderen Qualität an der Umwelt teil.*

Der Behandler steht rechts seitlich vom zu Behandelnden und legt seine linke Hand mit Körperkontakt auf die Mitte der Brustwirbelsäule und seine rechte Hand ohne Körperkontakt vor die Stirn des zu Behandelnden. In dieser Position verbleiben beide für ca. 3 Minuten. Es kommt zu einem deutlichen Wärmegefühl. Dann rotiert der Behandler mit seiner linken Hand zunächst mit und nachfolgend ohne Körperkontakt jeweils 9 mal im Uhrzeigersinn und 3 mal entgegengesetzt über der entsprechenden Rückenzone.

Die Dauer der Behandlung ergibt sich aus dem Ablauf der Übung.

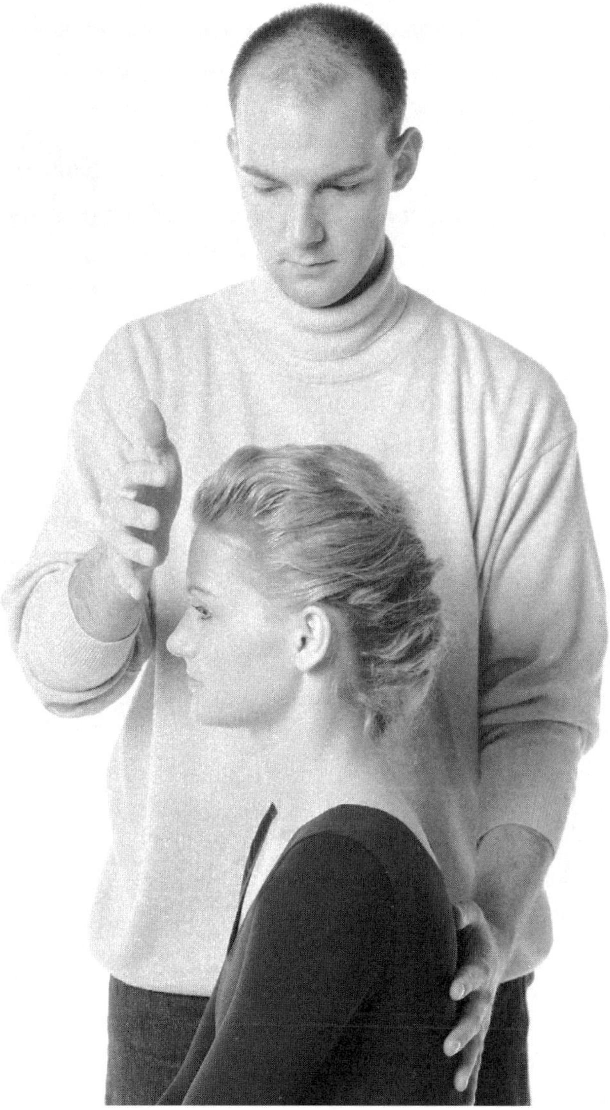

*Dies ist eine Übung, die insbesondere bei Asthma, chronischem Husten, Bronchitis, Herzunruhe, Herzrhythmusstörungen, Herzkompressionen, Brustenge und Ängsten zu empfehlen ist.*

Der Behandler steht rechts seitlich vom zu Behandelnden und legt seine rechte Hand zunächst mit Körperkontakt auf die Brust und die linke Hand auf die Mitte der Brustwirbelsäule des zu Behandelnden. Beide Hände liegen sich quasi gegenüber. In dieser Position verharren beide für ca. 5 Minuten, in jedem Fall so lange, bis eine wohlige Wärme entsteht.

Danach hebt der Behandler seine rechte Hand ca. 5 – 10 cm vom Körper ab und läßt sie mit sich rhythmisch öffnenden und schließenden Fingerspitzen über dem Brustkorb des zu Behandelnden 9 mal im Uhrzeigersinn und 3 mal entgegengesetzt kreisen.

Die Behandlungsdauer ergibt sich aus dem Übungsablauf.

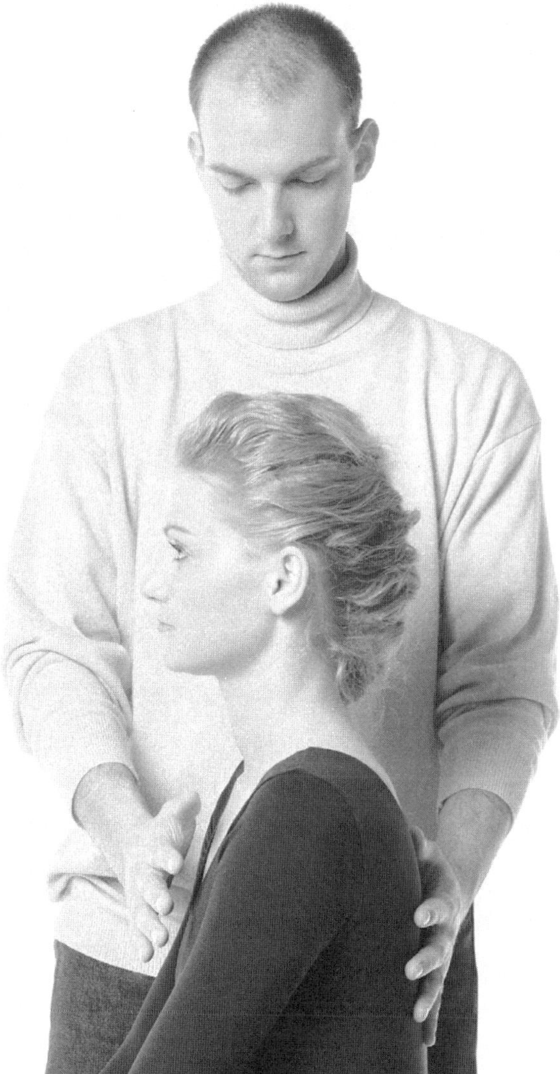

# *Übungen zum energetischen Ausgleich ohne Partner*

*Die Übung ist bei müden und geschwollenen Beinen und Durchblutungsstörungen im Bereich des Beckens und seiner Organe, bei Arthritis und Arthrose der Knie- und Sprunggelenke, bei Unterleibsstörungen, bei sexuellen Störungen zu empfehlen.*

Sie reiben die Händflächen beider Hände so lange gegeneinander, bis eine wohlige Wärme entsteht. Sie behandeln zunächst das linke Knie. Sie legen dafür die rechte Hand auf und die linke Hand unter das Knie. Die rechte Hand ist dabei leicht gekrümmt, das Knie wird beschützend in der Hand gehalten. In dieser Position verbleiben Sie ca. 5 Minuten.

Daran anschließend rotiert die rechte Hand mit sanftem Druck 36 mal im Uhrzeigersinn und 6 mal entgegengesetzt, jeweils mit und dann ohne Körperkontakt, über dem Knie.

Bei der Behandlung des rechten Knies behandeln Sie genau entgegengesetzt: Sie legen die linke Hand auf und die rechte Hand unter das Knie und verfahren entsprechend.

Es sollten immer beide Knie behandelt werden. Die Dauer der Behandlung ergibt sich aus dem Übungsablauf.

Das Knie ist nach alter chinesischer Auffassung die *Eintrittspforte der kosmischen Energie*. Wenn es uns schlecht geht, bekommen wir *weiche Knie*. Deshalb sollten Sie auf die reibungslose Funktion der Knie immer großen Wert legen. Das gilt sowohl bei einer Erkrankung der Knie selbst als auch bei allen anderen Erkrankungen und insbesondere auch für die Vorsorge.

Ich empfehle, die Knie vor einer solchen Behandlung mit einer wärmenden und durch-

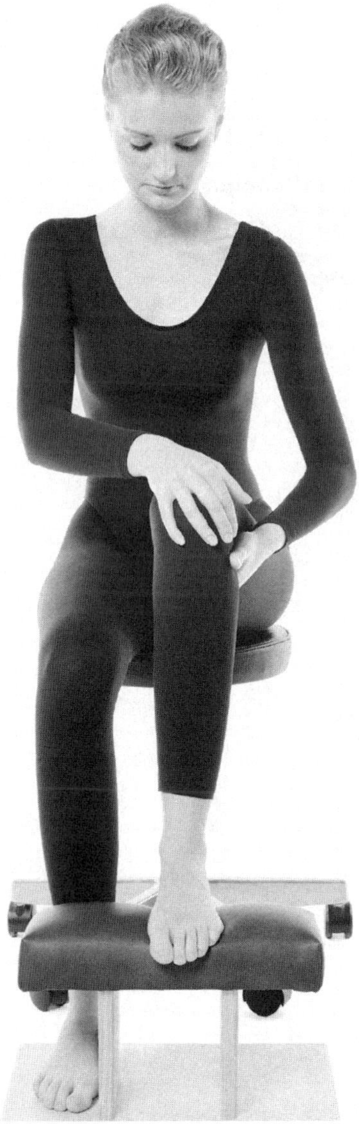

blutungsfördernden Salbe einzureiben.

Machen Sie die Übung in Ruhe und lassen Sie sich Zeit dafür. Spüren Sie mental in die Knie hinein und *arrangieren* Sie sich mit Ihren Knien.

*Diese Übung ist bei Verspannungen im Nacken-Schulter-Bereich, bei Kopfschmerzen, Schmerzen in den Armen und Händen, bei kalten Händen, bei tauben Armen und Händen hilfreich.*

*Gleichzeitig kann diese Übung bei psychisch bedingten Verspannungszuständen im Schulterbereich durchgeführt werden. Vielfach sind die Schultern als Folge eines habituellen Schulterhochstands verspannt: Die Schultern werden permanent hochgezogen, der Kopf wird zwischen den Schultern versteckt. Nach dieser Übung werden Sie auch in Ihrer Stimmung harmonischer und entspannter sein.*

Sie reiben die Innenflächen beider Hände so lange zusammen, bis Sie eine wohlige Wärme verspüren.

Anschließend legen Sie Ihre rechte Hand auf die linke Schulter und belassen sie für ca. 2 – 3 Minuten in dieser Position. Danach rotieren Sie 36 mal im Uhrzeigersinn und 9mal entgegengesetzt im Bereich des linken Hals-Schultergürtels. Die gleiche Übung wiederholen Sie mit der linken Hand auf der rechten Schulter.

Beide Übungen, die zunächst mit Körperkontakt durchgeführt werden, wiederholen Sie ohne Körperkontakt im Abstand von ca. 5 – 10 cm.

Die Schultern können vor der Übung mit einer Wärme erzeugenden Salbe oder ätherischen Ölen eingerieben werden. Die Wirkung der Übung wird so noch deutlicher. Im Anschluß an die Behandlung kann eine feuchtwarme Kompresse auf die Schultern gelegt werden.

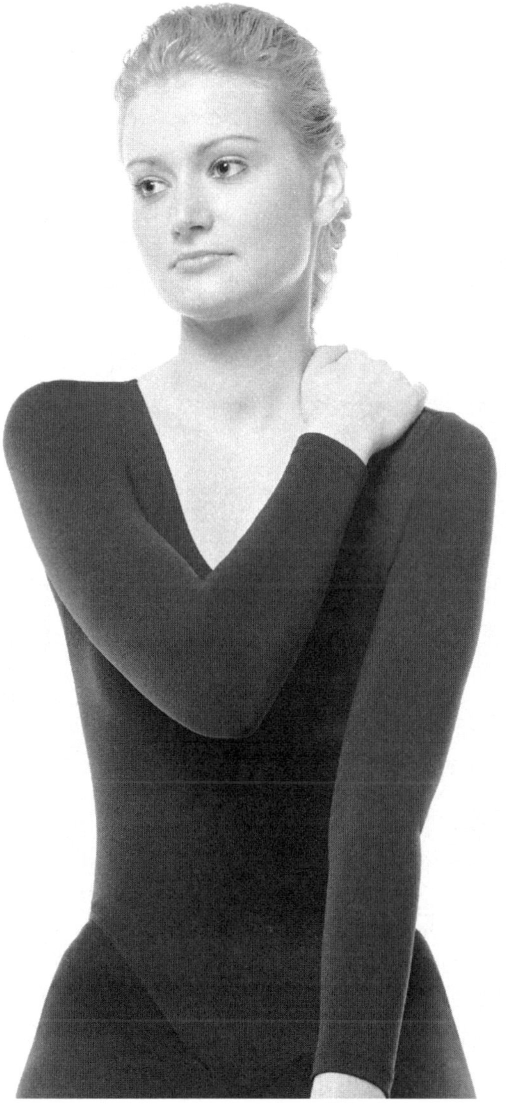

*Diese Übung ist bei Bronchitis, Asthma, Atembeschwerden, Intercostalneuralgien, Brustenge, Ängsten und Herzbeklemmungen, bei Traurigkeit, bei allen psychischen Verstimmungen einzusetzen.*

Sie reiben die Innenflächen beider Hände so lange, bis Sie eine wohlige Wärme verspüren. Anschließend legen Sie die rechte Hand auf die linke Brust und belassen sie zunächst für ca. 3 Minuten in dieser Position. Sodann rotieren Sie im Bereich der ganzen linken Brustseite 36 mal im Uhrzeigersinn und 9 mal entgegengesetzt. Sie benutzen dafür die leicht aufgestellten Fingerspitzen.

Die gleiche Übung machen Sie mit der linken Hand auf der rechten Seite der Brust. Beide Übungen werden zunächst mit Körperkontakt vollzogen, danach jedoch im Abstand von 5 – 10 cm ohne Hautkontakt wiederholt.

Vor der Übung können Sie die Brust mit ätherischen Ölen einreiben. In jedem Fall sollte während der Behandlung auf eine gute Atmung Wert gelegt werden:

> Tief und ruhig durchatmen, aber nicht hyperventilieren.

Im Anschluß an diese Übung kann für 10 Minuten eine warme Dauerbrause auf den Nacken-Schulterbereich genommen werden. Dann empfiehlt sich eine 1/2stündige Bettruhe.

**Sie können mit dieser Übung zusätzlich auch eine Herzensmeditation mit Farbkarten machen:**

Im Anfang war das Wort...
»Da sprach Gott: Es werde Licht! Und es ward Licht.
...Und das Licht war farbig.«

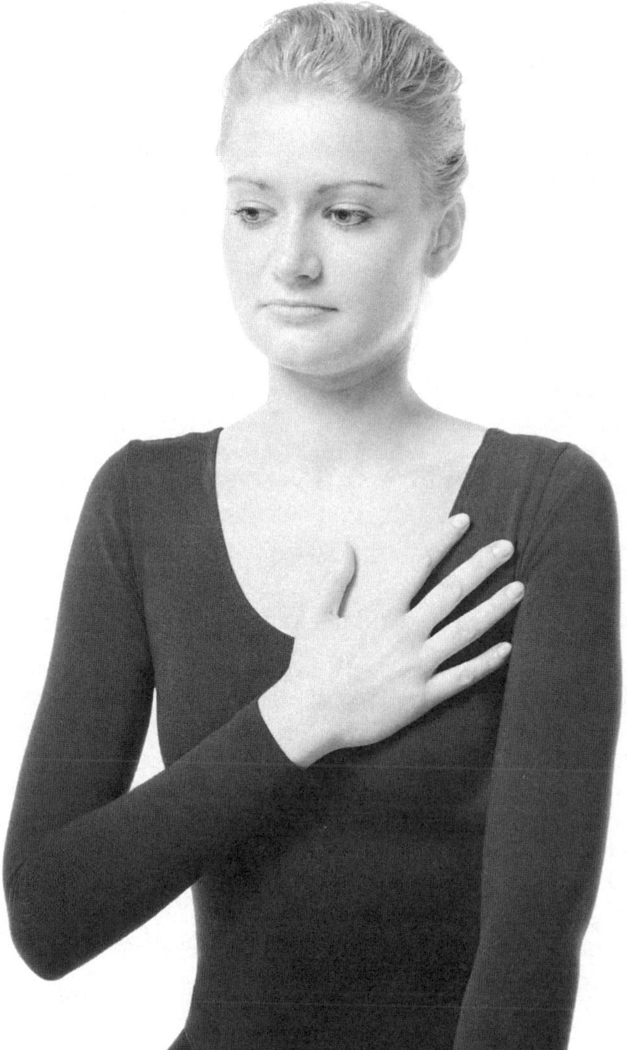

Die Herzensmeditation kann im Sitzen, Stehen oder Liegen durchgeführt werden. Sie können sie an jedem Ort und zeitlich ungebunden meditieren, immer dann, wenn Sie das Bedürfnis haben.

1. Sie breiten die unterschiedlichen Karten mit der Schrift nach unten vor sich auf dem Tisch aus. Sie wählen intuitiv eine Karte aus.

2. Sie legen die Karten mit der Schrift nach oben auf den Tisch und wählen eine Karte nach Ihrem Bedürfnis oder Wunsch aus.

Sie legen die so ausgesuchte Karte mit der Schrift nach unten direkt auf die Haut über dem Herzen.

Sie legen Ihre rechte Hand auf die Karte und die linke Hand auf die rechte Hand.

Sie schließen die Augen und atmen ruhig und tief ein. Sie lassen den Atem imaginativ durch die Karte in den Körper strömen. Sie imprägnieren dabei den Atem mit der Farbe der Karte und dem Inhalt des Wortes auf der Karte. Sie transportieren die Farbe und die Kraft des Wortes imaginativ in jede Zelle Ihres Körpers und lassen eine geistige Dimension gleichen Inhalts entstehen.

Sie können die Wirkung verstärken, wenn Sie, sobald Sie ganz eingeatmet haben, Atem, Farbe und Wort imaginativ in jede Zelle des Körpers **hineinpressen** und für 2 – 3 Sekunden anhalten.

Sie können jedoch den so geprägten Atem auch imaginativ an jede Stelle Ihres Körpers lenken, ihn hier kreisen und wirksam werden lassen.

Dann atmen Sie, ohne die Stellung oder die Haltung der Hände zu verändern, gelassen aus. Beim Ausatmen summen Sie laut oder imaginativ ein **Ooommm**.

Sie wiederholen die Meditation 7 mal.

Nachdem Sie die Meditation 7 mal durchgeführt haben, nehmen Sie die Karte zwischen die Innenflächen der Hände und diese vor die Brust, verbeugen und bedanken sich.

Sie können die mit der Herzensmeditation gewonnenen *Seins-Zustände* auch auf andere Menschen, unabhängig von Entfernungen, übertragen.

1. Wenn Sie Ihre Grundmeditation 7 mal durchgeführt haben, verharren Sie, ohne Ihre Stellung oder die Haltung Ihrer Hände zu verändern. Sie atmen ein achtes Mal durch Ihre farbige Karte den Kartentext in sich hinein und schicken imaginativ dieses *informationsgeprägte Energiepaket* an den anderen, den Sie mit Ihrem geistigen Auge sehen.

Sie lassen es imaginativ in seinem Körper kreisen. Sie holen es nicht zu sich zurück. Sie sehen, wie es aus seinem Körper ausströmt, wenn Sie selber ausatmen.

2. Sie wiederholen diesen Vorgang 7 mal.

Eine Alternative:

1. Wenn Sie ein Bild von dem anderen haben, legen Sie es vor sich auf den Tisch. Sie legen Ihre Karte mit dem entsprechenden Kartentext nach unten auf die Herzgegend des anderen, Ihre rechte Hand auf das Bild und die Karte und die linke Hand auf die rechte Hand. Sie haben nun einen geschlossenen Kreis zwischen dem Bild, der Meditationskarte und sich hergestellt.

Wenn das Bild des anderen im Verhältnis zur Karte zu klein ist, können Sie die Karte einfach auf das gesamte Bild legen.

2. Sie atmen imaginativ vom Bild über die Karte in Ihre Arme und lassen den Atem in Ihren ganzen Körper einströmen. Sie lassen die durch die Farbe und das Wort entstandenen und erfahrenen informativen Energien mit Ihrem Atem in Ihrem Organismus kreisen und verinnerlichen sie. Sie lassen den so geprägten Atem auf gleichem Weg beim Ausatmen zurückfließen.

3. Sie wiederholen diese Übung 7 mal. Danach verfahren Sie, wie in der Grundmeditation beschrieben.

*Der Alltag als meditative Erfahrung*

1. Sie wählen eine Karte als Tageslosung aus. Sie stecken die Karte in die Plastikhülle und tragen sie den ganzen Tag mit

sich herum, z. B. in der Hosen- oder Jackentasche, in der Brusttasche..., aber immer möglichst dicht am Körper. Sie tragen sie so, daß Sie sie immer wieder in die Hand nehmen können, um sich der Farbe und des Textes zu erinnern.

**2.** Sie stellen sie abends, wenn Sie schlafen gehen, auf den Nachtschrank, so daß Sie sie morgens, wenn Sie aufwachen, als erstes sehen. Sie stellen sie auf Ihren Arbeitsplatz an eine Stelle, wo Sie immer wieder hingucken.

Die Farben der Karten sind aufgrund ihrer bestimmten Wellenlänge quantenphysikalische Informationen. Sie ergänzen sich durch die Schwingungsfrequenzen, die sich aus den Wertigkeiten der einzelnen Buchstaben der Worte ergeben. Beide zusammen vermitteln ein ganz bestimmtes Frequenzmuster, das sich dem Körper in Form biomolekularer Reaktionen mitteilt. Sie prägen analog den Geist, im Sinne der vermittelten Frequenzsumme zu denken und zu handeln.

Die *Herzensmeditation mit Farb-Geist-Karten nach Rolf Stühmer*

ist eine mystische Begegnung mit der Ganzheit alles Seienden auf der Quantenebene. Durch sie haben Sie die Chance, das harmonische **ICH** als integrierten Bestandteil des Ganzen zu erfahren, Ihrem wahren Sein auf dieser Welt zu begegnen. Sie haben die Möglichkeit, aus dieser Erfahrung ein neues und tiefes Verhältnis und Vertrauen zu GOTT zu finden.

**Sie können die Karten bei jeder anderen Übung mit den Händen, wie in diesem Buch dargestellt, verwenden.**

Die imaginativen Texte der Karten harmonisieren gestörte Informationen. Alle Materie bildet sich aus feinstofflicher kosmischer Energie. Diese Form der Energie ist Magnetismus, der durch die Schwingungen zwischen den Polen Plus und Minus entsteht. Der Umgang mit den Karten ist ein Lernprozeß, in dem Daten aus dem Unterbewußtsein abgerufen und gespeichert werden. Die Information der Karten initiiert einen Wandlungsprozeß, der sich in biomolekulare Reaktionen im Organismus umsetzt und Heilung erzeugt.

Orientieren Sie sich also nicht so sehr nur an den materiellen Dingen. Max Planck sagte:

> »Tatsächlich gibt es überhaupt keine Materie, alles besteht aus Strahlung.«

Auch Einstein war der gleichen Meinung:

> »Was sich unseren Sinnen als Materie darbietet, ist in Wirklichkeit eine hohe Konzentration von Energien auf relativ kleinstem Raum.«

*Sie können mit dieser Übung alle Schmerzgebiete behandeln: Bei Erkältungen die entsprechenden Areale am Kopf, der Nase oder den Ohren, den Bereich des Kiefers und einzelner Zähne, insbesondere auch nach Zahnbehandlungen und bei Streßfolgen die angespannten Gebiete, Wunden und Verletzungen, überall dort, wo Sie Schmerzlinderung und Heilung wünschen.*

Sie reiben die Innenflächen beider Hände so lange zusammen, bis Sie eine wohlige Wärme verspüren. Sodann massieren Sie rotierend im Uhrzeigersinn mit den Fingerspitzen der rechten Hand Schmerz- oder Problemzonen der linken Körperseite und mit den Fingerspitzen der linken Hand entsprechende Areale der rechten Körperseite. Beide Übungen vollziehen Sie zunächst mit Körperkontakt und im Anschluß mit 5 – 10 cm Abstand, also ohne Hautkontakt.

Mit dieser Handhaltung können Sie grundsätzlich in allen Gebieten des Körpers punktuell arbeiten. Neben dem energetischen Ausgleich kommt es zur Freisetzung von Toxinen, die sich im Körper festgesetzt hatten. An bestimmten Stellen des Körpers erreichen Sie eine wirksame Lymphdrainage. Deshalb nie drücken oder pressen, immer nur leicht und sanft die Haut berühren.

Auch hier können Sie durch den gezielten Gebrauch von ätherischen Ölen profitieren und die Wirkung der Übung verstärken.

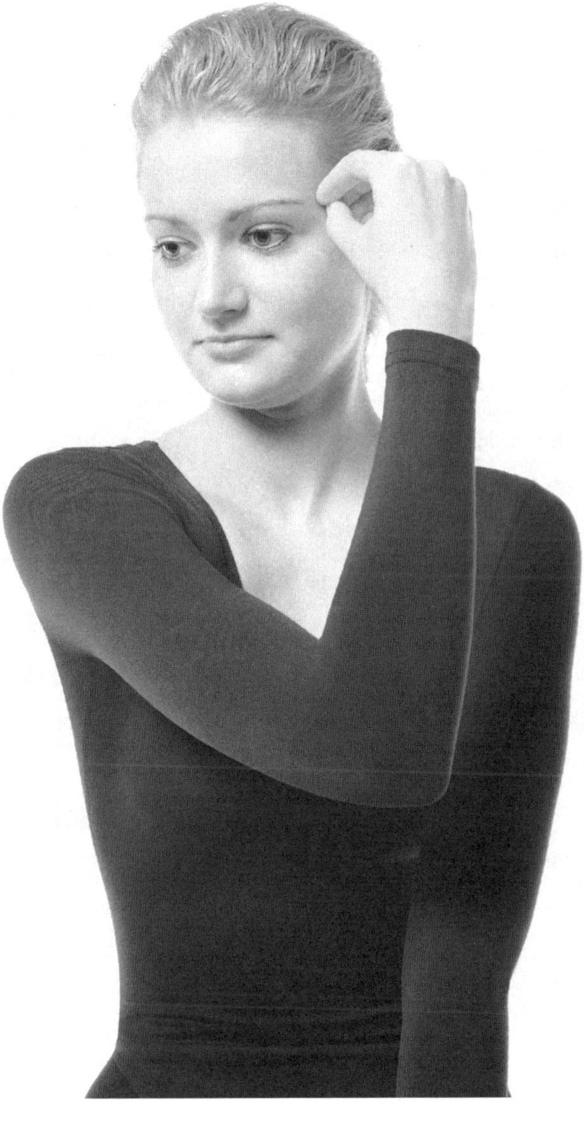

*Diese Übung sollte bei allen Ohrenerkrankungen, bei nachlassender Hörfähigkeit, bei Entzündungen im lymphatischen Rachenring, bei Nasennebenhöhlen- und Mandelentzündungen durchgeführt werden.*

Sie reiben zunächst die Innenflächen beider Hände so lange zusammen, bis es zu einer wohligen Wärme kommt. Anschließend legen Sie die Innenfläche der rechten Hand auf das linke Ohr, belassen sie für ca. 3 Minuten in dieser Position. Dann rotieren Sie mit der Hand und Hautkontakt 36 mal im Uhrzeigersinn und 6 mal entgegengesetzt. Die gleiche Übung wiederholen Sie mit der linken Hand am rechten Ohr.

Beide Übungen machen Sie zunächst mit und dann ohne Körperkontakt in einem Abstand von 5 – 10 cm.

Mit dieser Übung beeinflussen Sie nicht nur das Ohr und das angeschlossene Lymphsystem, sondern auch über die Ohrpunkte der Ohrakupunktur den ganzen Menschen.

Die Wirkung können Sie noch verstärken, indem Sie vor der Behandlung die Innen- und Außenfläche des Ohres mit einer Ionen-Salbe aus der Apotheke einreiben.

Zusätzlich kann eine Nasenreflexbehandlung mit entsprechendem ätherischen Öl gemacht werden. Auch die Inhalation von Dampf kann hilfreich sein.

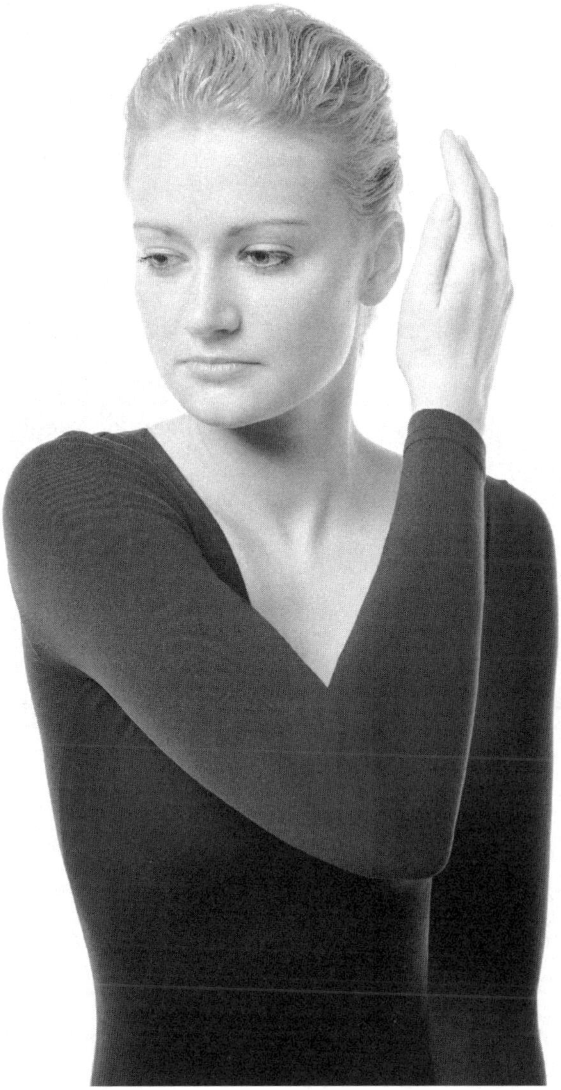

*Grundübung*

Von der linken und rechten Seite eines jeden Fingers beider Hände gehen Meridiane (Supraleitersysteme) aus, auf denen sich das *Ki*, d.h. die energetischen Kräfte bewegen. Das gleiche gilt für die Füße.

Wenn Sie in der für uns Europäer üblichen Form die Hände falten, d.h. die Finger ineinander verschränken, blockieren Sie damit den Fluß des *Ki* und stören die Harmonie innerhalb des Gesamtpotentials des Körpers.

Wenn Sie dagegen, wie in Arabien und Asien üblich, die Finger und Handflächen gegeneinander legen, hat das *Ki* die Möglichkeit, uneingeschränkt harmonisch zu fließen.

Darüber hinaus kommt es durch die Berührung der Finger und Handflächen immer zu einem harmonischen Ausgleich.

Es ist hilfreich, wenn Sie diesen Vorgang auch imaginieren:

> Sie legen die Handflächen beider Hände zusammen und sehen in Ihrer Vorstellung den über beide Hände, Arme, den Körper fließenden energetischen Strom, wobei Sie zusätzlich die Möglichkeit haben, eine sich bildende Farbe zuzulassen.

Sie werden merken, daß Sie wohlig warm durchbluten und sich Verspannungen und Durchblutungsstörungen auflösen.

Mit dieser Übung, unter Zuhilfenahme der Imagination, ist es dem indischen Yogi zum Beispiel möglich, unbekleidet, ohne Erfrierungserscheinungen Minusgrade bis 20 Grad Celsius zu tolerieren.

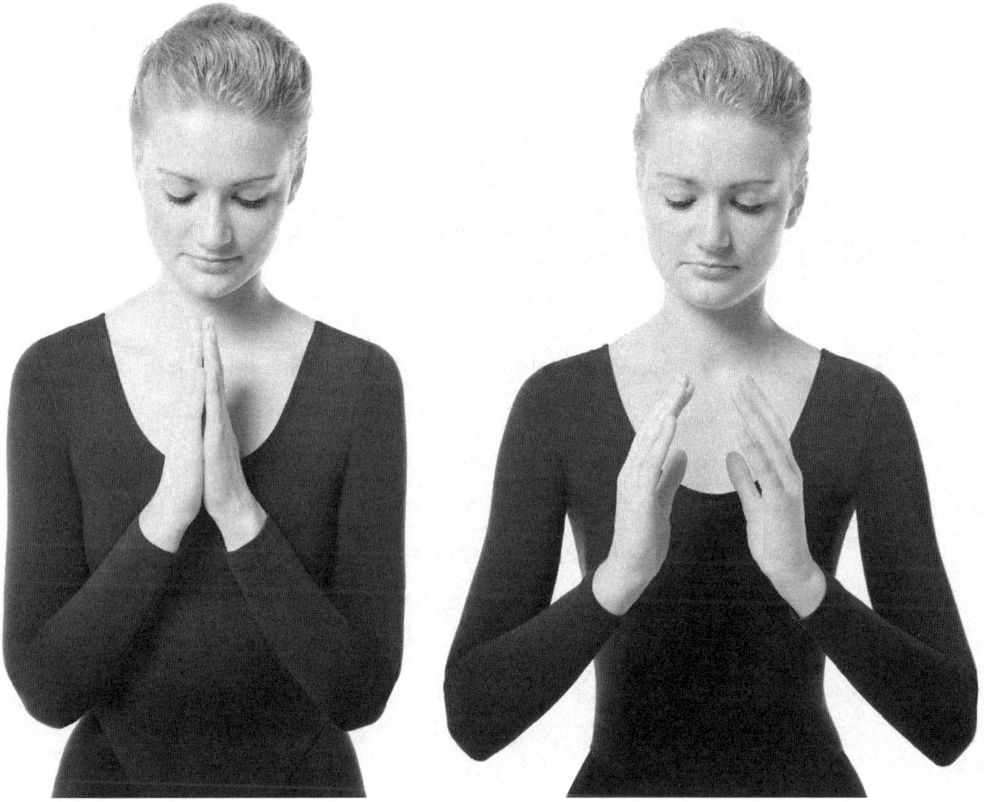

*Grundübung Harmonie*

Sie sitzen oder stehen in aufrechter Haltung und reiben Ihre Hände gegeneinander, bis eine wohlige Wärme entsteht.

Dann schließen Sie die Augen und nehmen Ihre Hände, die Sie vor der Brust aufeinandergelegt hatten, so weit auseinander, daß Sie noch ein wohliges Prickeln bemerken. Sie müßten das üben. Es ist ein Gefühl, als ob die Hände mit einem magischen Band miteinander verbunden wären.

Sie können nun in dieser Haltung für 10 – 15 Minuten verbleiben, ohne etwas Bestimmtes zu wollen. Sie werden merken, daß Sie sich wohlig entspannen und ganz ruhig werden.

Sie können aber auch, nachdem Sie sich auf diese Weise selbst entspannt und beruhigt haben, in dieses magnetische Feld zwischen Ihren Händen einen Ihnen lieben Menschen imaginieren und ihm auf diese Weise Liebe und Harmonie, Gesundheit schicken.

Sie können auf diese Art alle Entfernungen und Hindernisse überbrücken. Sie können ihn, wo immer er ist, erreichen, und er wird es merken.

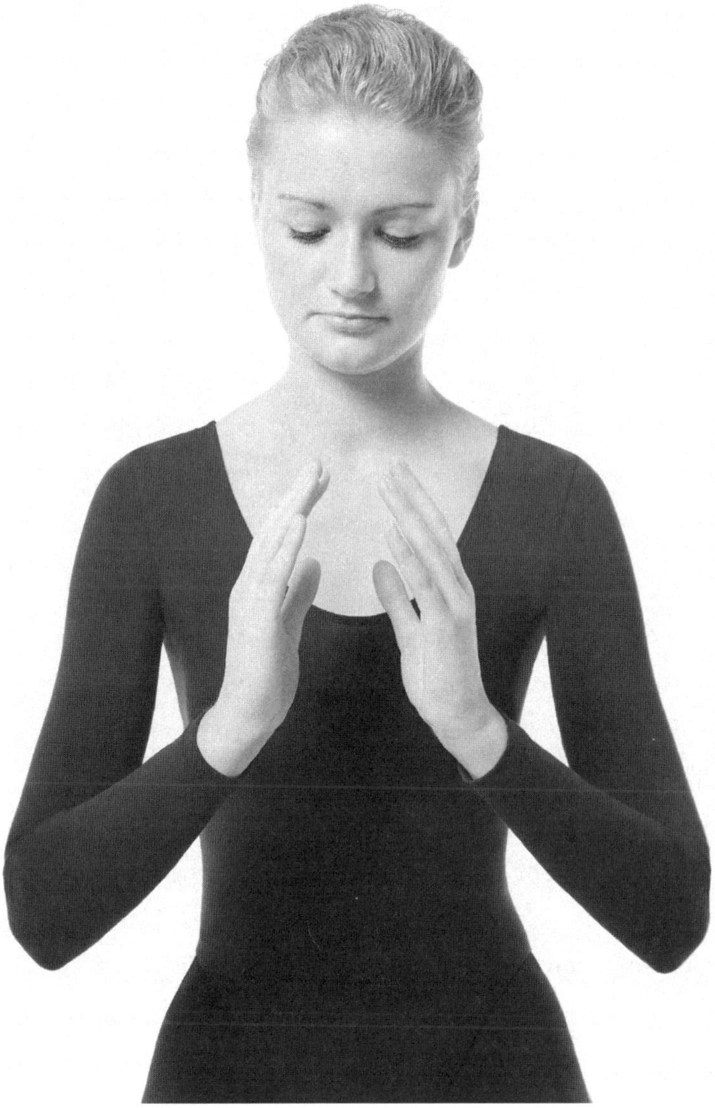

*Grundübung*

Sie legen die Hände an den Fingerspitzen zusammen, ohne daß sich zunächst die Handflächen berühren. Beide Hände bilden eine Art Keil. Gleichzeitig stellen Sie den rechten Fuß auf den Rist des linken Fußes, so daß sich die Zehenspitzen berühren.

Atmen Sie dann tief ein und verstärken den Druck auf die Fingerspitzen. Gleichzeitig schließen Sie die Hände an den Innenflächen zusammen, so daß am Ende eines Einatmungsvorganges beide Handflächen zusammengepreßt sind.

Außerdem üben Sie zusätzlich mit dem rechten Fuß auf den linken Fuß einen Druck aus.

Beim Ausatmen öffnen sich die Handflächen wieder, und der Druck der Füße läßt nach. Die Fingerspitzen bleiben nach wie vor zusammen.

Sie atmen dann dreimal, ohne daß Sie auf die Hände oder Füße einen Druck ausüben, ganz normal ein und aus. Danach wiederholen Sie die Übung in der angegebenen Weise.

Die Übung soll jeweils dreimal durchgeführt werden.
Sie haben nun zum einen das *Ki* (jap. körpereigenes energetisches Potential) animiert zu fließen, zum anderen haben Sie die linke und rechte Seite, das Oben und Unten des Körpers energetisch harmonisiert.
Anschließend können Sie die Handinnenflächen und die Fuß-Riste mit ätherischen Ölen (Fenchel-Kümmel-Koriander) einreiben. Atmen Sie 1 – 2 Minuten den Duft der eingeriebenen Handflächen ein.

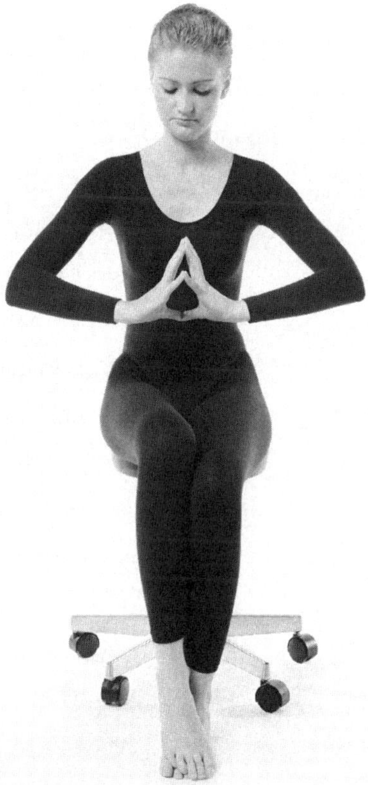

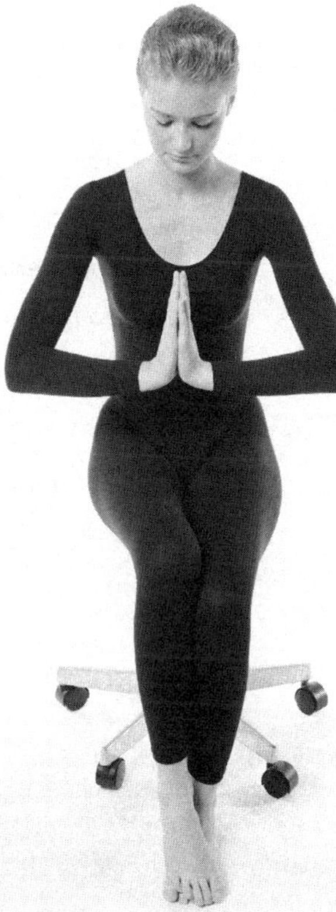

*Diese Übung können Sie bei Durchblutungsstörungen im Kopf, Verspannungen im Nacken und in der Schulter, bei Kopfschmerzen, bei Müdigkeit, bei zwischenmenschlichen Mißverständnissen, bei Depressionen einsetzen.*

Sie reiben die Handflächen beider Hände so lange gegeneinander, bis Sie eine wohlige Wärme verspüren.

Dann legen Sie die Innenfläche der linken Hand auf die Außenfläche der rechten Hand und so beide Hände in den Nacken.

Sie üben nun mit den Händen auf den Nacken einen leichten Druck aus. Gleichzeitig winkeln Sie Ihren Kopf nach hinten in Richtung der Hände ab. Dadurch wird der Druck der Hände auf den Nacken verstärkt.

Die Wirkung dieser Übung können Sie noch verbessern, wenn Sie sie in den Atemzyklus einbinden:

> Beim Druck mit den Händen auf den Nacken atmen Sie tief ein, biegen den ganzen Körper nach hinten, die Wirbelsäule wird zu einem leichten Bogen, und versuchen, Ihren Atem in die Nackenpartie zu lenken. Dann lösen Sie den Druck, werden wieder gerade in der Wirbelsäule und atmen aus.

Diese Übung führen Sie mindestens 9 mal aus.

Die Übung ist auch für die Psyche des Menschen wichtig. Sie öffnet und lockert den Nacken als Zentrum des *Gefühls*. Sie erfaßt immer den ganzen Menschen.

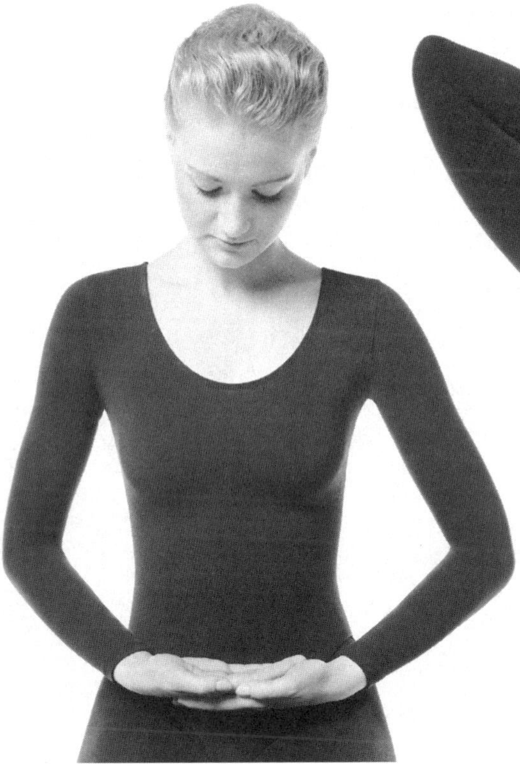

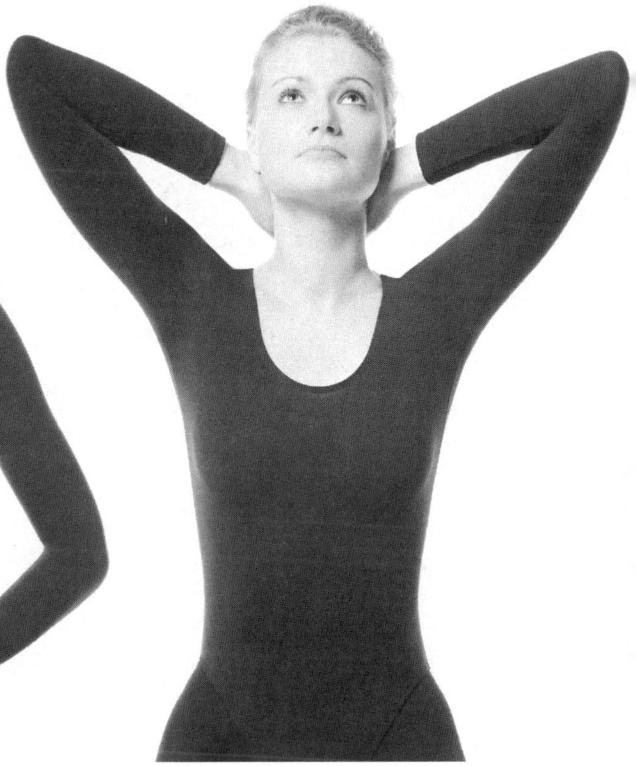

Auch hier können Sie den Nacken vor der Übung mit einer durchblutungsfördernden Salbe oder ätherischem Öl einreiben.

Nach dieser Übung waschen Sie die Hände drei Minuten unter fließendem Wasser.

*Ruhe, Entspannung, Frieden*

Diese Übung vermittelt Ihnen eine besondere Qualität von innerer Ruhe, die nur erlebt, nur erfahren werden kann, für die es keine Worte gibt.

Sie setzen sich aufrecht hin. Die Füße stehen ganzflächig auf dem Boden. Sie tragen keine Schuhe mit Gummisohlen, damit Sie eine gute Verbindung nach unten haben.

Sie beginnen die Übung mit 15 Minuten. Sie stellen sich den Wecker auf diese Zeit, damit Sie sich nicht mit Ihren Gedanken auf den Zeitablauf konzentrieren müssen.

Sie reiben nun die Innenflächen beider Hände kräftig gegeneinander, bis die Handflächen warm sind. Danach nehmen Sie Ihre Hände vor die Brust, legen sie auf die Mitte der Brust, dabei die rechte Hand auf die linke Hand, so, daß sich die Hände diagonal kreuzen.

Dann schließen Sie die Augen und verharren still 15 Minuten, ohne etwas zu wollen.

Sie wollen nicht meditieren oder bewußt einen entspannten Zustand herstellen. Sie lassen nur geschehen. Sie lassen alle Gedanken, die kommen, zu, aber halten sie nicht fest. Sie lassen sie quasi durchziehen.

»Die Vögel dürfen auf unserem Kopf landen, aber keine Nester bauen.« (Prof. Dr. Graf v.Dürckheim)

Langsam werden Sie merken, wie von Ihren Händen eine Wärme ausgeht, die den ganzen Körper wohlig durchströmt. Es können sich unterschiedliche Farben vor Ihren geschlossenen Augen bilden. Es

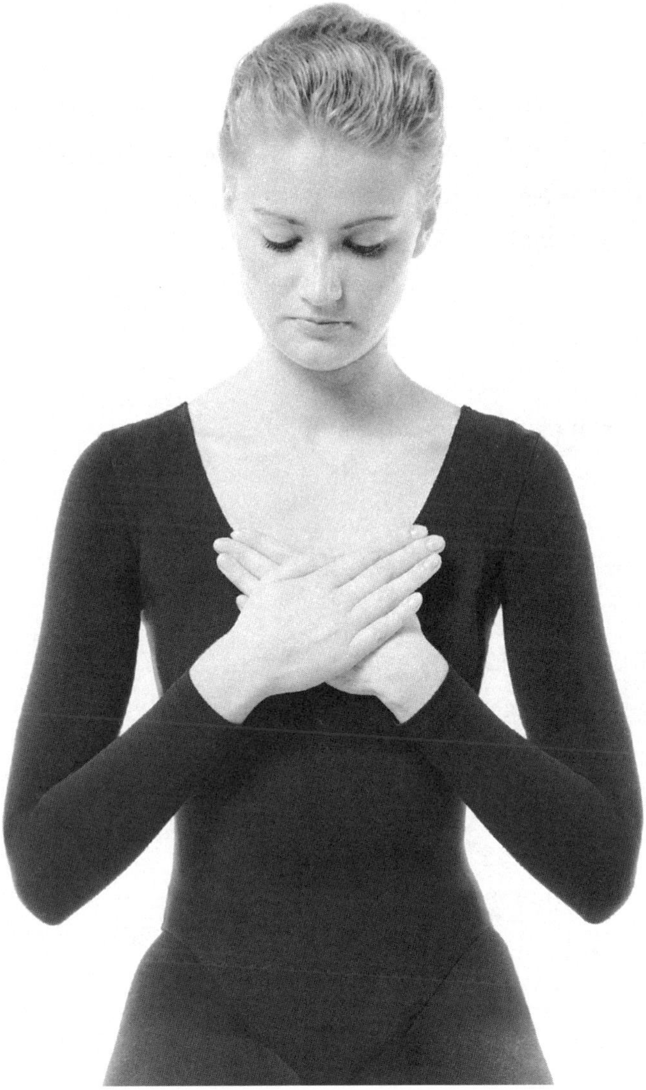

können Bilder entstehen – alles lassen Sie vertrauensvoll zu.

Nach Ablauf der Zeit öffnen Sie die Augen, atmen tief ein und lösen dabei die Hände voneinander. Sie schütteln die Hände aus und bleiben noch ein paar Minuten still sitzen.

Sie können diese Übung überall machen, wann, wo und wie oft Sie das Bedürfnis danach haben. Ich schlage vor, sie in den Tagesablauf einzufügen wie das Essen oder Trinken, einmal morgens zu Tagesanfang, einmal abends vor dem ins Bett gehen. Die Qualität des Tages und des Schlafs in der Nacht wird deutlich besser werden.

Natürlich bedarf es einer gewissen Anlaufzeit. Sie werden merken, daß sich die Wirkung mit jeder Übung intensiviert. Sie sollten die Übungszeit langsam auf 30 Minuten per Sitzung ausdehnen.

Bauen Sie in diese Übung keine Imagination oder gezielte Atemübung ein. Alles soll nur über die Hände als Antennen zum All, ganz von allein geschehen.

*Grundübung zur Aktivierung des energetischen Kräftepotentials*

Sie drücken zunächst mit dem Daumen und Zeigefinger der rechten Hand die linke und rechte Seite des Daumens der linken Hand und weiter die jeweils rechte und linke Seite eines jeden Fingers der linken Hand auf Höhe der Nagelwurzel in gleicher Weise.

Sinngemäß verfahren Sie mit den Fingern der rechten Hand, wobei nun der Daumen und Zeigefinger der linken Hand den Druck ausübt.

Danach fahren Sie an den Füßen fort und drücken mit Daumen und Zeigefinger jeweils die linke und rechte Seitenfläche eines jeden Zehs auf Höhe der Nagelwurzel beider Füße.

Dasselbe machen Sie umgekehrt mit der linken Hand an den Zehen des rechten Fußes.

Sie üben auf die angegebenen Punkte dreimal fest einen gleichmäßigen Druck aus und

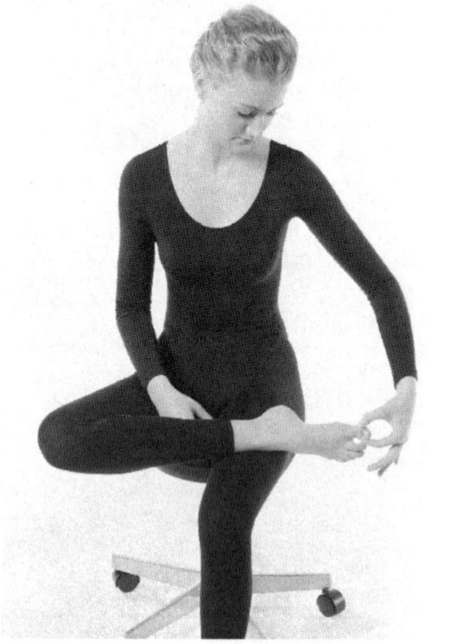

aktivieren damit die End- bzw. Anfangspunkte der jeweiligen Meridiane.

Anschließend reiben Sie die Hand und die Fußsohlen mit ätherischen Ölen (Fenchel, Anis, Kümmel, Koriander) ein. Den Duft des auf die Hände geriebenen Öls atmen Sie ca. 1 Minute ein.

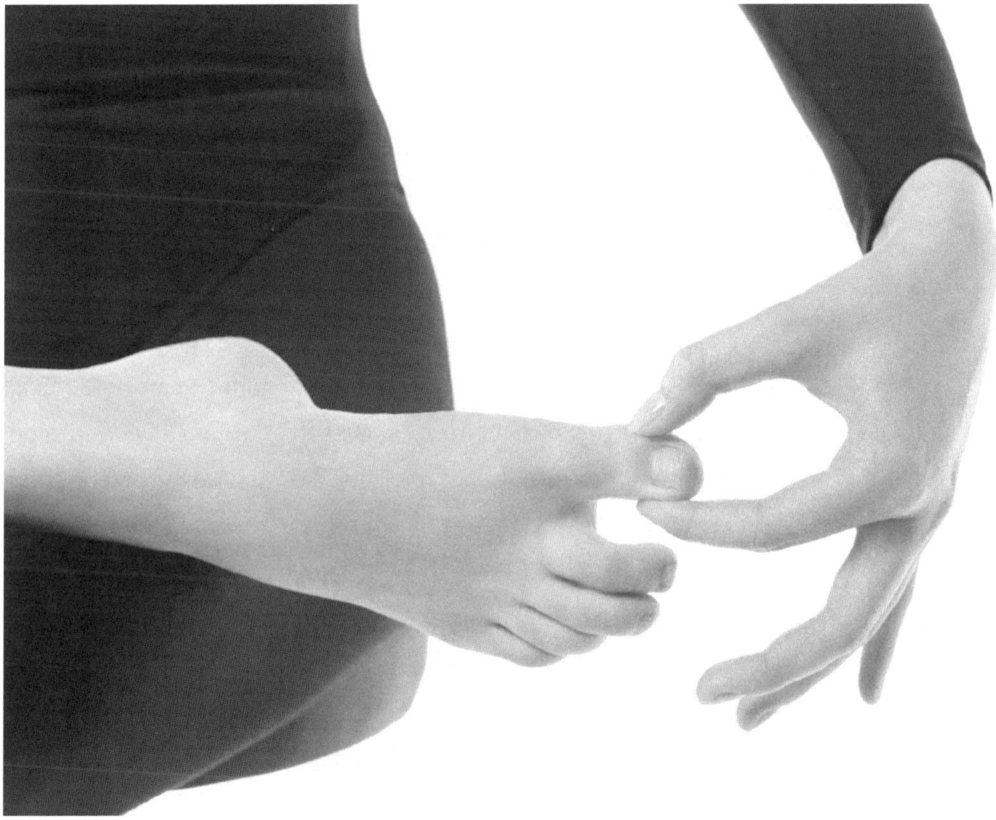

*Bei Rückenschmerzen, Schmerzen in der Hüfte, den Beinen und dem Unterleib, Durchblutungsstörungen im Becken und den Beinen, Menstruationsbeschwerden, Stoffwechselstörungen, Verstopfung, bei Prostatabeschwerden, bei Senkungsbeschwerden der Frau insbesondere nach Geburten, bei Depressionen.*

*Ein Großteil aller Rückenbeschwerden ist nicht körperlich bedingt, sondern eine sogenannte larvierte Depression, eine Beschwerde für nicht erfüllte Grundsehnsüchte durch körperliche Schmerzen.*

Sie reiben die Innenflächen beider Hände so lange gegeneinander, bis Sie eine wohlige Wärme verspüren.

Sodann massieren-magnetisieren Sie mit der rechten Hand den mittleren und linken Bereich des unteren Rückens mit leichten Rotationen und Körperkontakt. Sie nehmen dazu die ganze Hand, beginnen am Kreuzbein und fahren auf der Wirbelsäule bis zur unteren Rippe herauf. Von da fahren Sie rotierend auf der linken Körperseite zum Kreuzbein zurück. Diesen Vorgang wiederholen Sie 36 mal im Uhrzeigersinn und 6 mal entgegengesetzt.

Das gleiche tun Sie mit der linken Hand auf der Wirbelsäule und der rechten Körperseite.

Außerdem wiederholen Sie die ganze Übung, links und rechts, ohne Körperkontakt in einer Entfernung von 5 – 10 cm über der Haut.

Die Wirkung der Übung können Sie dadurch verstärken, daß Sie den Bereich der Wirbelsäule vorher mit ätherischen

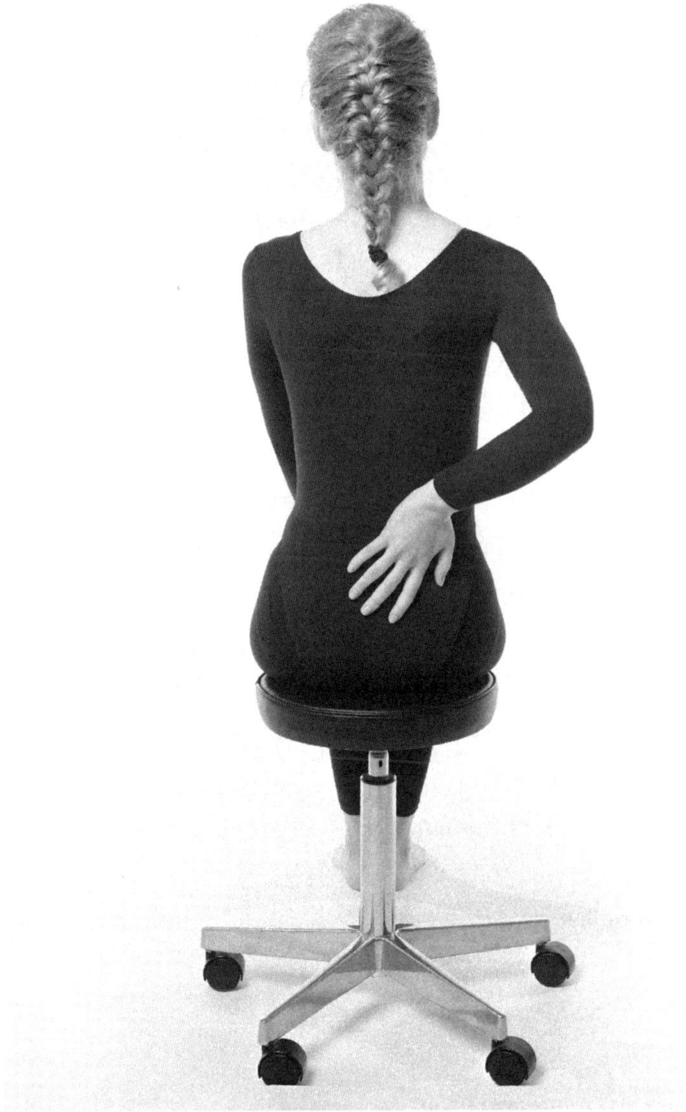

Ölen einreiben. Außerdem empfehle ich, im Anschluß an diese Übung eine feuchtwarme Kompresse für 15 Minuten auf den ganzen unteren Rücken aufzulegen und zu ruhen.

> Sie tauchen ein sauberes Tuch in sehr warmes Wasser (jedoch nicht so heiß, daß die Haut verbrennt), legen es auf den vorher mit ätherischen Ölen eingeriebenen Rückenbereich, decken es mit einem trockenen Wolltuch ab und legen eine Wärmflasche darauf. Wenn Sie die Kompresse entfernen, frottieren Sie die Zone gut ab und hüllen sie ein.

Die Wirkung wird außerdem verstärkt, wenn Sie während der Übung in den massierten-magnetisierten Bereich imaginativ hineinatmen und sich vorstellen, wie der Rücken energetisch durchflutet wird.

> *Stellen Sie sich eine Woge am Meeresstrand vor, die in dieses Gebiet hineinfließt und beim Zurückströmen alle Schmerzen und Mißempfindungen mitnimmt.*

Die Ausscheidungsbereitschaft von Niere und Darm wird durch die Übung intensiviert. Trinken Sie daher im Anschluß warmen Tee und sorgen Sie für eine gute Ausscheidung aus dem Darm und der Niere.

*Steigerung des Immunsystems, Durchblutungsstörungen im Becken, Verspannungen der Bauchorgane und des solar plexus (Sonnengeflechts), verbessert die Vitalität und Kondition.*

Sie stellen sich mit in Schulterbreite leicht gespreizten Beinen aufrecht hin, die Innenseiten der Füße stehen parallel zueinander, die Hände hängen zunächst leicht und locker am Körper herab. Ihr Bewußtsein ist auf den Nabel gerichtet. Sie verharren in dieser Stellung zunächst für ca. 3 Minuten, wobei Sie je nach Wunsch die Augen offen oder geschlossen halten können.

Dann reiben Sie die Innenflächen beider Hände gegeneinander, bis Wärme entsteht.

Sie legen nun die Innenfläche der rechten Hand auf die Mitte des Leibes und die Innenfläche der linken Hand in gleicher Höhe auf den Rücken.

In diesen Gebieten führen Sie nun jeweils im Uhrzeigersinn 36 leichte magnetisierende Rotationen mit sanftem Druck aus und anschließend sechs Rotationen entgegen dem Uhrzeigersinn. Beide Hände bewegen sich also gegenläufig. Im Anschluß daran formen Sie beide Hände zu einer leicht geschlossenen Faust und beklopfen die massierten-magnetisierten Areale 6 mal.

Es ist möglich, daß Sie bei dieser Übung leicht transpirieren und sich der Herzschlag steigert. Deshalb sollten Sie im Anschluß an diese Übung ca. 15 Minuten ruhen und gegebenenfalls einen leichten Früchtetee trinken.

Machen Sie diese Übung nie im Anschluß an eine Mahlzeit,

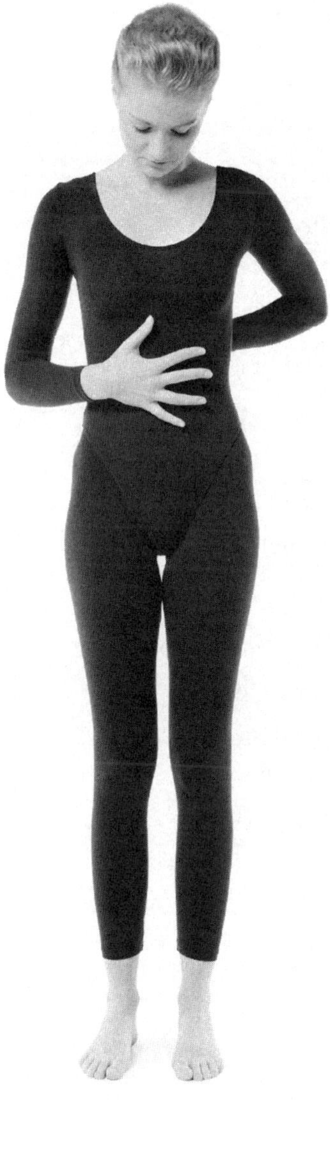

sondern am besten morgens vor dem Frühstück am offenen Fenster.

Die Übung begleiten Sie mit einer regelmäßigen, nicht forcierten Atmung, bei der Sie entweder durch die Nase oder durch den Mund ein- und ausatmen.

Den Bereich, den Sie mit dieser Übung ansprechen, nennt man in Japan das *Hara*, die Leibesmitte. Nach chinesischer Auffassung sind diese beiden Gebiete, die bedeutsame Akupunkturpunkte beinhalten, das *vordere und hintere Tor des Lebens.*

*Revitalisierungsübung*

Diese Übung ist sehr wichtig. Sie sollten sie ernst nehmen und zumindest jeden Morgen davon Gebrauch machen. Den Erfolg werden Sie schon nach kurzer Zeit bemerken. Sie werden frischer und agiler sein, Ihre Augen werden einen neuen Glanz bekommen, Sie werden mehr Mut und Antrieb haben, die Haut wird sich straffen, Sie werden eine verbesserte Kondition bekommen.

Sie können diese Übung jeder anderen vorangehen lassen.

Sie reiben die Innenflächen beider Hände gegeneinander, bis wohlige Wärme entsteht. Sie nehmen sodann die rechte Hand, spreizen eventuell leicht die Finger und formen eine hohle Hand. Damit vollführen Sie im Abstand von ca. 5 cm über dem Bereich der Augen und der Stirn 36 kreisförmige Rotationen im Uhrzeigersinn und 9 mal entgegengesetzt. Sie wiederholen diese Übung insgesamt 3 mal im Laufe von einer viertel Stunde.

Die linke Hand liegt dabei entspannt auf dem Oberschenkel des linken Beines.

Zur Verstärkung können Sie die Stirn oder die Schläfen vor der Übung mit einem ätherischen Öl (Pfefferminz, Kampfer, Lavendel) einreiben, vorsichtig die Augen vorher mit einem Tupfer abdecken.

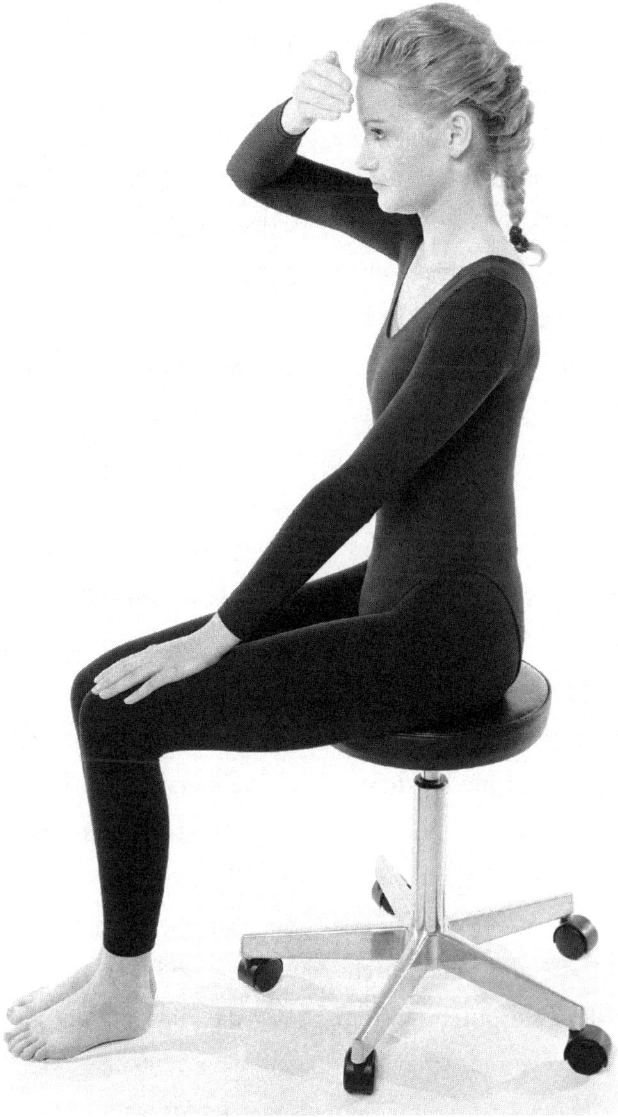

*Allgemeine Beruhigung, zur Lösung von unterschiedlichen Verspannungen, insbesondere am Herzen, im Oberbauch, zur Optimierung des Stoffwechsels.*

Diese Übung ist allein, aber auch als Begleittherapie bei anderen Übungen von Bedeutung. Insbesondere bei Verkrampfungen in der Herzgegend hin bis zur Angina pectoris, bei krampfartigen Oberbauchbeschwerden ist sie hilfreich.

Sie reiben die Handflächen beider Hände gegeneinander, bis eine wohlige Wärme entsteht.

Sodann formen Sie aus Daumen, Zeige- und Mittelfinger der rechten Hand einen Trichter, mit dem Sie unter sanftem Druck 36 rotierende magnetisierende Bewegungen um den Bereich des rechten Mittelfußknochens durchführen, danach 6 Rotationen entgegengesetzt.

Dasselbe machen Sie mit der linken Hand am linken Fuß.

Wollen Sie diese Übung optimieren, so machen Sie anschließend ein warmes, ansteigendes Fußbad:

> Sie nehmen einen Eimer mit 36 Grad warmem Wasser und stellen beide Beine bis zur Mitte der Wade hinein. Sie geben über einen Zeitraum von 10 Minuten laufend warmes Wasser zu, so daß die Temperatur innerhalb des Eimers auf 40 Grad ansteigt. Sie können dem Wasser eine Hand voll Meersalz zusetzen.
> Anschließend reiben Sie die Füße gut ab und ruhen eine halbe Stunde, wohlig zugedeckt.
> Sie können die Füße auch anschließend mit Kampfer- oder Pfefferminzöl einreiben.

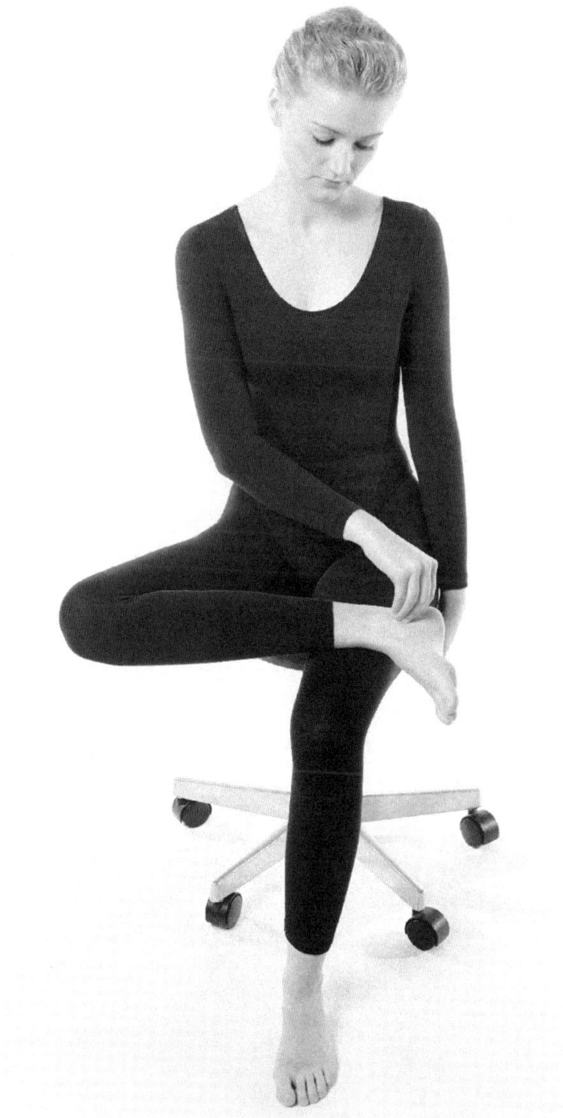

*Leerseite für persönliche Arbeitsnotizen*